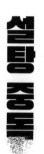

지은이 **대릴 지오프리**Dr. Daryl Gioffre

영양학자이자 카이로프랙터로 뉴욕의 웰니스 센터에서 환자들을 진료한다. 염증과 만성질환의 근본 원인을 밝히고, 최신 영양학을 이용해 최적의 건강과 에너지를 얻을 수 있도록 돕는 것이 그의 전문 분야다. 또 다른 저서로 《산성을 끊어라Get Off Your Acid》가 있다.

심각한 설탕 중독자였던 본인이 3주 만에 설탕을 끊고 3개월 만에 19킬로그램을 감량하며 건강 코치로 거듭난 비결을 바탕으로 쉽게 따라 할 수 있는 탈설탕 프로그램을 만들었다. 지난 20년 동안 12만 명이 이 방법으로 건강과 삶의 활력을 되찾으며 그 효과를 입증했다. 해로운 걸 알면서도 설탕과 탄수화물을 끊지 못하는 사람, 이미 여러 차례 시도했으나 실패한 사람이라면, '빼지 말고 더하라'는 새로운 전략에 기반한 탈설탕 프로그램이 의지만으로 이길 수 없는 이 싸움에서 든든한 지원군이 되어 줄 것이다.

혈당을 낮추고 비만, 노화, 만성질환에서
해방되는 3주 혁명

GET OFF YOUR SUGAR

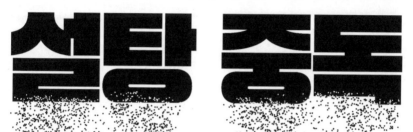

설탕 중독

대릴 지오프리Dr. Daryl Gioffre 지음

이문영 옮김 | 안철우 감수

부·키

옮긴이 이문영

이화여자대학교 영문학과를 졸업한 후 한국 IBM에서 근무하다 새로운 도전을 위해 캐나다로 건너가 밴쿠버커뮤니티칼리지에서 국제영어교사 자격증을 취득했다. 한국외국어대학교 실용영어과 겸임 교수를 역임했다. 현재 다양한 장르의 책을 우리말로 옮기는 전문 번역가로 활동하며 한겨레 교육문화센터에서 번역 강의를 하고 있다. 옮긴 책으로는 《힐링 코드》《저탄고지 바이블》《그레인 브레인》《지방을 태우는 몸》《자가 포식》등이 있다.

설탕 중독

초판 1쇄 발행 2024년 6월 28일 | 초판 3쇄 발행 2024년 7월 12일

지은이 대릴 지오프리
옮긴이 이문영
발행인 박윤우
편집 김송은 김유진 박영서 성한경 장미숙
마케팅 박서연 정미진 정시원
디자인 서혜진 이세연
저작권 백은영 유은지
경영지원 이지영 주진호
발행처 부키(주)
출판신고 2012년 9월 27일
주소 서울시 마포구 양화로 125 경남관광빌딩 7층
전화 02-325-0846 | 팩스 02-325-0841
이메일 webmaster@bookie.co.kr
ISBN 979-11-93528-15-0 03510

만든 사람들
편집 김유진 | 표지 디자인 양진규 | 본문 디자인 서혜진 | 조판 김지희

아내 첼시와 두 아이 브레이든, 알레아에게 이 책을 바칩니다.

나의 든든한 반석이자 전사, 사랑인 첼시,
당신 없이는 이 모든 일이 불가능했을 거예요.

내 전부이고 세상인 브레이든과 알레아,
내가 하는 모든 일의 목표는 너희를 위해
더 나은 세상을 만드는 것이란다.

정희원
서울아산병원 노년내과 교수

단순당 섭취가 몸에 해롭다는 것을 모르는 사람은 드물다. 문제는 사람들이 아는 것보다 더 해롭다는 점이다. 브레인 포그, 만성피로에 심지어 주름과 푸석한 머리카락을 유발하는 것이 단순당이다. 《설탕 중독》은 뇌와 장기에 설탕이 미치는 악영향을 섬찟하리만치 차분하게 설명해 준다. 이 책을 추천하는 첫 번째 이유다.

두 번째 이유는 훌륭한 실천서이기 때문이다. 진실로, 아는 것만으로는 충분하지 않다. 누군들 '가속 노화'를 원해서 나쁜 생활 습관을 버리지 못하겠는가. 저자는 본인이 설탕 중독자였다가 갱생한 경험을 바탕으로 자세하고 친절한 탈설탕 전략을 소개한다. 잡초 뽑기-씨뿌리기-물 주기, 흡사 정원을 가꾸는 것 같은 세부 전략들을 보라. 당장 따라 하고 싶을 만큼 매력적이다.

세 번째 이유이자 이 책의 가장 큰 장점은 죄책감을 심어 주지 않는다는 것이다. 이 장점은 특히, 기존의 건강서에서 찾아보기 어려운 면모라는 점에서 높게 평가할 만하다. 건강을 위한다는 명분 혹은 핑계로 독자를 직간접적으로 윽박지르는 책들이 얼마나 많았던가. 이 책은 다르다. 프롤로그부터 설탕 중독이 독자의 잘못이 아니라는 점을 분명히 한다. 그러면서도 독자가 설탕 중독에서 벗어날 힘이 있음을 일깨운다. 혹시 (책을 팔기 위한) 단순한 사탕발림에 불과한가? 사람들은 "네 잘못이 아니야"라는 말을 듣고 싶어 하니까. 그렇지 않다. 중독의 기전과 의지력이 쉽게 휘발되는 이유 등 인간 심리부터 식품 산업의 생리까지 폭넓게 조망한 결과로 나온 분석이므로.

설탕은 새로운 마약이며, 마약을 끊는 것은 쉬운 일이 아니다. 마약과의 전쟁에서 이기려면 강력한 전략이 필요한 법이고, 《설탕 중독》에는 그러한 전략의 삼위일체가 들어 있다. 탕후루 가게를 그냥 지나치지 못하면서 왠지 모를 죄책감에 시달리는 당신에게 일독을 권한다.

설탕 중독 시대를 향한 경고

안철우
강남세브란스병원
내분비당뇨병센터장

인간의 오감 중에서 가장 원시적인 감각은 시각도 후각도 아닌 미각이다. 흔히들 자식이 어머니의 식성을 닮는 것은 어릴 적부터 학습된 습관으로 알고 있지만, 미각은 어머니의 양수를 통해 태아 때부터 세포에 각인된다는 이론이 있을 정도로 인간에게 가장 먼저 형성되는 감각이다. 그런데 현대인의 미각은 점점 더 강한 단맛에 길들어 가고 있으며, 이 책에서는 이것이 설탕 '중독'을 의미한다고 말한다. 문제는 설탕 중독이 각종 성인병과 노화의 주범이라는 사실이다.

최근 전 세계적으로 성인병이 급격히 늘고 있다. 성인병은 보통 40대 이후에 생기는 당뇨병, 고혈압, 고지혈증, 심장병, 뇌 질환, 각종 암 등을 일컫는데, 최근에는 성인병이라는 말이 무색하게 젊은 연령대에서도 발병이 증가하고 있다. 건강보험심사평가원에 따르면 지난해 10대 고지혈증 환자가 63.7퍼센트 증가했고, 당뇨병은 16.8퍼센트, 고혈압은 9.1퍼센트 증가했다. 국민건강영양조사나 각종 성인병 관련 학회에서 발표한 보고서를 봐도 이미 30대뿐만 아니라 20대와 10대에서까지 성인병이 늘고 있다는 것이 충격적이다.

왜 이런 현상이 일어나게 된 것일까? 성인병은 원래 나이 들어서 생기는 만성 대사성 질환을 가리킨다. 복부 비만, 고혈당, 고혈압, 고

중성지방혈증, 낮은 고밀도 콜레스테롤혈증 중 세 가지 이상이 한꺼번에 찾아온 상태를 말하는 대사증후군은 모든 성인병을 포괄하는 개념이다. 신체 장기와 기능은 속도의 차이만 있을 뿐 나이가 들면 쇠퇴하기 마련인데, 이러한 노화의 근간에 호르몬 불균형이 있다. 필자는 사람이 늙는 것은 곧 호르몬이 늙는 것이라고 말하곤 한다. 즉, 성인병은 "나이가 들면서 발생하는 만성 호르몬 불균형에 의한 대사 질환"이라고 하는 것이 더 정확한 표현이다.

그렇다면 이런 질병이 왜 젊은 사람들에게도 발생하는지 이해하기가 수월해진다. 그것은 대사적 노화가 가속화되고 있기 때문이다. 예를 들어, 예전에는 소아형 당뇨병은 유전적 이유로 발생하므로 인슐린 치료가 필요하다고 해서 인슐린 의존형 당뇨병이라고 불렀고, 성인형 당뇨병은 후천적인 생활 습관 문제로 발생하므로 인슐린 치료가 거의 필요 없다고 해서 인슐린 비의존형 당뇨병이라고 불렀다. 하지만 요즘은 연령에 따른 분류와 병인적 특징이 일치하지 않는 경우가 많아서(소아에서도 2형 당뇨병이 늘고 있고, 성인에서도 1형 당뇨병이 발생한다), 인슐린 의존형 당뇨병은 1형 당뇨병, 인슐린 비의존형 당뇨병은 2형 당뇨병이라고 분류한다.

건강과 질병에서 흔히 말하는 나이는 그야말로 숫자에 불과하다. 젊은 사람이라도 대사증후군이 발병할 수 있고, 나이 든 사람이라도 대사증후군에서 자유로울 수 있다. 중요한 것은 주민등록상의 나이가 아니라 생물학적 호르몬 나이다.

안타깝게도, 현재 우리는 신체 노화를 가속화하는 환경에 살고 있다. 걷기보다는 차를 타고 다니고, 너무 바빠서 제대로 운동할 시간이 없으며, 가공식품에 의존하고, 과도한 스트레스에 시달린다. 이런 요인들이 전부 호르몬 불균형을 일으키는데, 그중에서도 치명적인 것이 설탕 중독이다. 건강한 사람은 혈당을 조절할 수 있기 때문에 설탕 섭취가 당장 문제가 되지는 않지만, 장기간 지속되면 비만과 당뇨병 등 여러 문제로 이어진다. 당을 과다 섭취하여 혈당 조절 호르몬인 인슐린 수용체가 민감성을 잃는 것을 인슐린 저항성이라고 하는데, 인슐린 저항성은 대사증후군의 직접적인 원인이다. 이 책의 2장에서 자세히 설명하는 것처럼, 설탕은 인체 시스템 곳곳에 영향을 미쳐 암, 치매, 심혈관 질환, ADHD에 이르기까지 온갖 질병에 관여한다.

따라서 현재 자신이 설탕을 과다 섭취하고 있지 않은지 점검해 볼 필요가 있다. 세계보건 기구가 정한 일일 당류 권장 섭취량은 일일 열량 섭취량의 5퍼센트다. 성인 여성의 일일 열량 섭취량이 2000칼로리, 성인 남성의 경우가 2500칼로리이므로, 여기서 5퍼센트를 계산하면 여성은 100칼로리, 남성은 130칼로리가 하루에 적당한 설탕 섭취량이다. 설탕이 1그램당 4칼로리를 내므로, 그램으로 환산하면 여성은 25그램, 남성은 32그램 정도가 된다. 쉽게 설명하자면 3그램짜리 각설탕을 여성은 하루에 8개, 남성은 11개까지 먹을 수 있다.

흔히 직접 음식에 넣어 먹는 설탕만 생각하는데, 숨어 있는 설탕도 주의해야 한다. 사과 하나에는 각설탕 4개, 바나나 우유에는 각설탕 7개에 해당하는 당이 들어 있고, 자장면은 6개, 콜라는 10개, 소주에는 심지어 각설탕 14개 분량의 당이 숨어 있다. 소주 한 병에 안주까지 챙겨 먹는다면 정말 어마어마한 양의 당을 섭취하는 셈이다. 물론 같은 식품도 생산 지역과 시기, 제조사 등에 따라 당 함유량에 차이가 있을 수 있지만, 흔히 생각하는 것보다 훨씬 더 많은 양을 섭취하고 있는 것만은 틀림없다.

그래서 설탕 소비를 줄이기 위해 일부 국가는 설탕세까지 도입했다. 2023년 미국에서는 가당 음료에 추가로 세금을 부과하는 소다세soda tax 법안이 4개 도시에서 통과됐고, 코카콜라의 5대 시장 중 하나인 멕시코 역시 2014년부터 설탕 음료에 10퍼센트의 설탕세를 부과하고 있다. 아시아 국가 중 최초로 태국도 2024년 9월부터 설탕세를 도입했다. 그러나 건강을 지키는 데는 무엇보다 내 노력과 의지가 가장 중요하다. 그렇지 않으면 세금이 도입된다 한들 무슨 소용이 있겠는가?

이 책은 설탕 섭취를 줄이는 아주 구체적이고 실질적인 방법을 알려 주며, 당장 오늘부터 독자가 의지를 갖고 실천할 수 있게 돕는다. 일단은 자신이 설탕 중독임을 인식하는 것이 그 출발점이다. 너무 죄책감을 가질 필요는 없다. 저자의 말대로, 설탕은 마약만큼 중독성이 강한 물질이기 때문이다. 자신의 상태를 파악하고 나면 이 책에서 제시하는 방법들을 차근차근 습득해야 한다. 우리가 작심삼일에 빠지기 쉬운 것을 고려하여 3주 프로그램을 3일씩 7단계로 구성한 것은 영리한 전략이다. 균형 잡힌 식단뿐만 아니라 수면 관리와 운동 방법까지, 설탕 중독에서 벗어나 건강한 삶을 누리는 확실한 비책이 이 책에 담겨 있다. 이제 당신이 책을 펼쳐 들고 변화를 시작해야 할 시간이다.

프롤로그

의지만으로 이길 수 없는 싸움

새해에 식단을 개선하기로 몇 번이나 결심했는가? 식단 개선은 꽤 인기 있는 다짐이다. 2018년 12월, 미국인의 54퍼센트가 '더 건강하게 먹기'를 첫 번째 다짐으로 꼽았다.

그중 두 명은 제니퍼 로페즈와 그녀의 남자친구이자 뉴욕 양키스의 강타자인 알렉스 로드리게스였다. 2019년 1월, 그들은 10일 동안 모든 설탕과 탄수화물을 끊겠다고 선언하며 팬들에게 "노 슈거 챌린지no-sugar challenge"에 동참해 달라고 요청했다. 처음 이 소식을 듣고 사람들은 흥분에 휩싸였다. 두 스타는 〈투데이〉 쇼에 출연해 진행자인 호다 코트브과 카슨 데일리(그리고 시청자들)에게도 함께하자고 제안했다. 새해를 시작하기에 더없이 좋은 방법 같았다. 열흘간 건강하게 먹는 일이 뭐 그리 어렵겠는가.

그러나 알고 보니 설탕을 먹지 않는 일은 어려운 걸 넘어서 고문이었다. 불과 며칠 만에 로페즈와 로드리게스는 난관에 봉착했다. 배고프고 피곤하지만 어떻게든 버텨 보려 애쓰고 있다는 진행 상황을 소셜 미디어에 공유했다. 그들만 그런 게 아니었다. 카슨 데일리는 챌린지에 참여한 지 하루 만에 포기했다. 호다 코트브는 그보단 나은 성과를 보였지만 5일째가 되자 "끊임없이 배가 고프다"라고 털어놨다.

로페즈와 로드리게스는 결국 10일을 채웠지만, 무설탕 젤리 같은 대체 식품에 의지해야 했다. 챌린지가 끝나자마자 로드리게스가 인스타그램에 "여러분은 10일 챌린지를 어떻게 끝냈나요?"라는 글과 함께 피자 세 판, 프렌치프라이 한 상자, 닭 날개 1인분, 페이스트리 2인분 사진을 올렸다. 이 두 명의 건강 아이콘은 탈설탕에 대한 대중의 인식을 높였을진 몰라도, 지속적인 변화를 이끌지는 못했다.

우리는 모두 설탕이 해롭다는 것을 안다. 설탕이 충치와 복부 지방에 영향을 미친다는 사실도 알고 있다. 심장 건강에 악영향을 끼치니 설탕 섭취를 줄이라는 미국심장협회의 권고도 들어 봤을지 모른다. 그러나 아이스크림, 쿠키, 사탕처럼 잘 알려진 형태로든, 가향 요구르트와 조미료처럼 숨겨진 형태로든, 우리는 여전히 온종일 설탕을 섭취한다. 몸에 나쁘다는 걸 알면서도 왜 설탕을 끊을 수 없는 걸까?

그 이유는 바로 중독성 때문이다. 〈플로스 원PLoS One〉(미국 공공과학도서관에서 간행하는 온라인 학술지―옮긴이)에 발표된 연구에 따르면 설탕은 코카인보다 여덟 배 더 중독성이 강하다! 설탕을 단번에 끊는 것은 눈길을 끌고 칭찬받을 만한 일이지만, 사실상 너무 힘든 과제다. 장담하건대 제니퍼 로페즈식으로 챌린지에 도전하는 사람 중 (후하게 생각해도) 80퍼센트는 10일을 채우지 못할 것이다.

설탕의 진짜 문제는 도저히 끊을 수 없는 맛이 아니라, 건강을 유지하는 인체 프로그램을 깡그리 무시한다는 데 있다. 설탕은 호르몬과 뇌를 제압하여 설탕을 갈망하게 할뿐더러, 세포 수준에서 실제로 설탕이 필요하게 만든다. 다른 모든 중독성 물질과 마찬가지로 이를 의지력만으로 이겨 내기란 거의 불가능하다.

설탕은 피로, 가속 노화, 성욕 감퇴, 관절 통증 같은 문제를 일으키고는, 에너지를 반짝 공급하고 기운을 북돋아서 이를 해결하는 것처럼 보인다. 하지만 이렇게 갈망을 잠재우면 다음번에는 더욱 해로운 갈망이 생길 뿐이다.

내가 운영하는 뉴욕과 캘리포니아의 웰니스 센터에 찾아온 사람들은 30대 후반이나 40대 초반인데도 90세 노인처럼 느낀다고 말한다. 관절이 뻣뻣하고, 머리카락에 윤기가 없고, 피부는 건조하며 주름이 뚜렷하다. 뱃살은 뭘 해도 빠지지 않는 것 같고, 종종 폐경 전후 증상으로 고생하기도 한다. 그들은 바쁜 일상에서 의지력을 발휘하기가 점점 어렵다고 느낀다.

그들에게 지난 48시간 동안 먹은 것을 적어 보라고 하면, 대부분 스트레스를 해소하기 위해 엄청난 설탕을 섭취하고 있음이 드러난다. 아침에는 활력을 얻으려고 설탕을 섭취하고, 점심에는 의욕을 잃지 않으려고, 오후에는 떨어진 기력을 끌어올리려고, 밤에는 하루를 끝마친 것을 축하하려고 설탕을 섭취한다. 그들은 자신이 설탕을 얼마나 많이 섭취하며 중독이 얼마나 심각한지도 깨닫지 못한다.

문제는 설탕 중독이 당신 잘못이 아니라는 것이다. 설탕은 거의 모든 가공식품에 숨어서, 자연스레 갈망의 악순환을 만들어 낸다. 설탕 선호는 우리 뇌의 본능일 뿐 아니라 문화적으로도 뿌리가 깊다. 우리는 축하할 때, 슬플 때 설탕을 찾는다. 오후에 기운을 북돋워야 할 때, 저녁에 아이스크림을 먹으며 긴장을 풀 때도 마찬가지다. 과일 스무디, 컵케이크, 도넛 등 설탕으로 만든 최신 유행 간식이 항상 넘쳐 난다. 심지어 아이들에게 입히는 잠옷에도 달콤한 간식이 그려져 있다. 설탕은 정말로 아무도 깨닫지 못하는 마약이다.

그러니 많은 사람이 설탕과 씨름하는 건 놀랄 일이 아니다. 당신은 설탕이 해롭다는 걸 알고 설탕을 끊고 싶어 한다. 방법을 모를 뿐이다. 설탕 중독이 당신 잘못이 아니라는 말은 당신이 할 수 있는 일이 없다는 뜻이 아니다. 하지만 끊고 싶은 마음만으로는 충분하지 않다. 방법도 알아야 한다. 설탕보다 한 수 앞서 우리 몸이 중독에서 빠져나오는 데 무엇이 필요한지를 아는 사람은 아주 소수다. 이런 상황을 뒤집는 것이 이 책의 목표다.

설탕 섭취 습관과 건강에 지속적인 변화를 만들어 내는 일은 가능하다. 내가 수십 년간의 설탕 중독에서 벗어났을 때, 전략을 바꾸니 실제로 어렵지 않았다. 사소한 것들부터 변화를 주면서 천천히 시작했고, 마침내 행동이 달라졌다. 나는 거의 평생 나를 중독 상태에 몰아넣은 결핍의 사고방식을 버렸다. 대신, 건강한 음식을 더 많이 먹었고, 시간이 지나면서 좋은 것들이 나쁜 것들을 밀어내기 시작했다. 한 걸음 한 걸음 나아갈 때마다 에너지가 상승하고 갈망이 줄었다. 그렇게 나는 설탕을 끊었다. 내가 할 수 있다면 분명 당신도 할 수 있다.

나는 어떻게 설탕 중독에서 벗어났는가

어렸을 때 내 별명은 '캔디맨'이었다. 항상 큰 사탕 봉지를 갖고 다닌 덕분에, 축구 경기하러 가는 버스 안에서 인기가 많았다. 아침, 점심, 저녁으로 과일 주스를 마셨고, 아침에 시리얼을 먹을 때는 한 입 먹을 때마다 설탕을 한 숟갈씩 더 넣었다! 대학에 가서는 하루 종일 마시던 과일 주스를 콜라로 바꿨고, 설탕이 든 시리얼과 과자를 계속 먹었다. 성인이 되어서도 집 안 곳곳에 초콜릿과 사탕이 든 작은 단지가 있었고, 심지어 침대 옆 탁자에도 있었다. 당시 약혼자였던 첼시(현재의 아내)는 내가 잠을 자면서도 단지에 손을 뻗어 사탕 한 줌을 입에 넣을 거라고 말했다.

설탕을 달고 사는 습관이 심각한 문제라는 걸 알았고, 정말로 끊고 싶었다(이 무렵 내가 시리얼을 먹으며 《슈거 블루스Sugar Blues》[설탕의 해악을 파헤친 고전과도 같은 책—옮긴이]를 읽는 모습이 포착되어 '슈거 블루스'라는 새로운 별명이 생겼다). 하지만 끊을 수 없었다. 나는 내 '설탕 습관'이 실제로 '설탕 중독'임을 깨닫지 못했다. 그래도 의지력이 강했기에, 엄청난 슈거 크래쉬sugar crash(반응성 저혈당. 단당류를 많이 먹은 후에 혈당이 치솟았다가 다시 곤두박질치는 현상—옮긴이)를 겪으면서도 축구장을 뛰어다닐 수 있었다. 하지만 의지력만으로는 충분하지 않았고, 이는 대다수 사람에게도 마찬가지다.

청년 시절 내게 한 가지 다행이었던 것은 축구를 꾸준히 한 덕분에 설탕을 많이 먹어도 체중이 늘지 않았다는 점이다(하지만 부상이 잦았고 기력이 달렸다). 그러다 카이로프랙터가 되고 운동을 덜 하게 되자 살이 찌기 시작했다. 5킬로가 10킬로, 10킬로가 15킬로가 되더니, 결국 약 19킬로그램이 붙었다. 나는 환자에게 설탕이 관절에 염증을 일으키니 끊으라고 조언하고는, 혼자 방에 들어가 캔디 바를 먹는 모순덩어리였다.

내 몸이 달라졌다는 사실을 무시하려고 애쓰던 어느 날, 환자를 교정하려고 몸을 숙이다가 바지 뒤쪽 솔기가 찢어졌다. 살짝 찢어진 정도가 아니라 상당한 참사였는데 그걸 어떻게 환자에게 숨길 수 있었는지 지금 생각해도 놀랍다. 운 좋게도 진료실에 여벌 바지가 있었지만, 그 괴로운 순간으로 인해 설탕이 내 몸에 막대한 피해를 주고 있다는 사실을 더 이상 모른 척할 수 없게 되었다. 자존심은 상했지만, 눈이 떠졌다.

그 일이 있고 얼마 지나지 않아, 알칼리성 식단과 녹즙을 권장하는 행사에 참석했다. 알칼리성 식단을 시도하기로 맹세하고 마신 첫 녹즙은 거의 뱉을 뻔했다. 탄산음료와 사탕의 병적인 단맛에 익숙해진 나머지, 내 혀는 녹즙을 마치 늪에서 퍼 온 물처럼 느꼈다. 하지만 계속 마셨고 놀라운 일이 일어났다. 며칠 만에 녹즙이 맛있어지기 시작한 것이다. 그 무렵 내 바지가 느슨해졌다.

나는 계속해서 식단과 운동 계획, 생활 습관에 작지만 강력한 변화를 시도했고, 3주 만에 평생의 설탕 중독과 갈망이 싹 사라졌다! 3개월 반 만에 체중이 19킬로그램 감소했다. 그와 더불어 억울하거나 자신을 탓하는 기분도 사라졌다. 그때까지 느껴 본 적 없는 활력을 느꼈다.

그 후 스스로에게 '건강 탐정'이라는 새로운 별명을 붙였다. 카이로프랙틱과 기능 영양학 박사 학위에 더해, 생활 습관이 건강과 에너지, 세포 수준에까지 어떤 영향을 미치는지 알고 싶어서 생혈 현미경 검사 전문가가 되었다. 생식 요리사 자격증도 땄다. 지금도 정기적으로 연구 자료를 검토하고 동료들과 의견을 나누며 학회에 참석해 꾸준히 지식 기반을 쌓고 있다.

설탕 중독이었을 때, 나는 망설이지 않고 단것에 대한 욕구를 채웠다. 이제 나는 똑같은 열정과 끈질김으로 건강을 연구하고 그 결과를 실행에 옮긴다.

누구나 쉽게 따라 할 수 있는 프로그램

설탕 중독에서 빠져나오는 방법을 알아낸 후, 그 모든 정보를 내 카이로프랙틱 및 영양 관리 환자들과 공유했다. 20년 넘게 12만 명에 가까운 사람에게 이 방법을 적용한 결과, 그들의 체중이 줄고 교정 효과가 더 오래 유지되었다. 내가 제안하는 "빼지 말고 더하라"라는 식습관 개선 방식이 실행 가능하다는 증거였다. 게다가 이 방식은 지속이 가능하다.

나는 연구와 경험을 바탕으로 강력하면서도 쉽게 따라 할 수 있는 프로그램을 만들었다. 수많은 환자를 진료하고 이 프로그램을 몸소 실천하는 과정에서, 설탕이 중독성 물질이라는 사실을 염두에 두

지 않으면 아무리 좋은 계획도 실패할 수 있음을 깨달았다. 설탕을 끊을 때 불가항력의 갈망을 느끼는 것은 자연스러운 일이며, 이 갈망이 노력을 방해할 수 있기 때문이다.

따라서 앞으로 소개할 탈설탕 프로그램은 만족감을 선사하고 중도 하차를 막아 줄 간식 전략으로 당신을 무장시킨다. 또한 처음부터 미네랄을 추가해 아예 갈망이 생기지 않도록 돕는다. 우리가 미네랄로 시작하는 데는 이유가 있다. 거의 모든 미국인과 마찬가지로 당신도 미네랄 결핍일 가능성이 크며, 이것이 갈망의 원인이자, 솔직히 말해서 대부분 사람이 설탕 끊기에 실패하는 이유다.

나는 이 프로그램을 통해 당신이 가능한 가장 실용적이고 직접적인 방식으로 장애물을 극복하고 건강을 향해 나아갈 수 있도록 안내할 것이다.

탈설탕 프로그램은 왜 효과적인가

탈설탕 프로그램은 일반적인 식단과는 다르다. 대부분 다이어트 식단은 '빼기'에 중점을 두므로 먹지 말아야 할 음식을 알려 준다. 반면에 나는 '더하기' 접근 방식을 취한다. 즉, 더 먹어야 할 음식을 제시해 당분 공급원을 자연스럽게 줄이도록 한다. 또한 이렇게 추가한 음식은 몸이 스스로 회복하도록 돕고 갈망을 서서히 잠재워, 프로그램을 지속하기가 점점 더 쉬워지게 만든다. 좋은 것을 더하면 몸이 더 잘 작동하고 삶의 면면이 수월해진다. 동기와 의지력이 출발을 돕는다면, 일관성과 습관은 계속 나아가게 한다.

나는 무수한 고민과 실험, 경험을 쏟아부어 프로그램의 단계와 순서를 정했다. 약속하건대 각 단계를 실행하는 데 꼭 필요한 것만 알려 줄 것이다. 당신이 질려서 나가 떨어지지 않도록 말이다.

새로운 습관을 형성하는 데에는 21일이 걸리므로 탈설탕 프로그램의 핵심은 이 3주다. 꾸준한 실천과 순조로운 진행을 위해 21일을 7단계로 나누었다. 즉, 단계마다 3일이 소요되고 한 번에 한 가지에만 집중하면 된다. 참여자가 새로운 식단에 서서히 적응할 수 있도록 이렇게 설계했으며, 환자들을 진료하면서 이러한 단계별 접근 방식이 효과적임을 확인했다. 또한 각 단계는 이전 단계에 기반을 두면서도 다음 단계의 발판을 마련하므로 누적 효과가 있다.

단계마다 해당 전략이 중요한 이유를 설명하고, 3일 동안 정확히 무엇을 더할지 알려 주며, 단계별 실행 계획을 통해 이를 실천하는 방법을 안내한다. 그렇게 21일째가 되면 당신은 기운이 솟고, 체중이 감소하며, 소화가 더 잘 되고, 갈망이 사라지게 될 것이다.

하지만 거기서 끝이 아니다. 습관을 라이프스타일로 바꾸는 데 90일이 걸린다. 따라서 3주 프로그램을 마치고 첫 3개월 동안의 생활을 함께 지켜보면서, 휴가나 직장에서의 과도한 긴장 등 자칫 옆길로 새기 쉽게 만드는 상황을 헤쳐 나가는 방법을 일러 줄 것이다. 또한 모든 설탕을 영원히 포기하지 않아도 되게끔 식단 계획을 조정하는 방법도 설명한다. 언제, 얼마나 자주 마음껏 먹을 수 있는지 알게 되면 이전 습관으로 되돌아가지 않을 것이다. 게다가 이 프로그램은 지방 연소 엔진을 켜도록 도와주므로 더 이상 하루를 버티기 위해 설탕에 의지할 필요가 없다. 설탕을 먹고 태울 때는 결코 활용할 수 없었던, 지방세포에 저장된 에너지를 활용할 수 있게 된다.

가장 좋은 소식은, 이 프로그램이 안내하는 단계들을 따라가다 보면 탈설탕이 절로 실행된다는 점이다. 그렇게 되면 늘어난 정신과 육체 에너지를 건강과 삶을 즐기는 데 쓸 수 있다.

설탕을 줄이면 무슨 일이 일어날까

설탕 중독에서 벗어나면 두 가지 중요한 일이 벌어진다.

첫째, 염증, 산성화, 노화, 만성질환의 주요 원인이 사라진다.
둘째, 몸의 자연 치유력이 상승한다.

식단을 바꾸면 굉장한 일이 일어나기 시작한다. 에너지가 증가하고, 체중이 줄고, 소화력이 개선되며, 잠을 잘 잔다. 확실히 몸 상태가 좋아진다. 당신도 이런 신체적 변화를 느끼게 될 것이다(혈액 검사 결과가 개선되므로 담당 의사도 알게 될 것이다). 그뿐만 아니라 지금은 상상만 할 수 있는 더 깊은 차원의 일들이 일어난다. 이를테면 정신적 명료함과 에너지를 얻어 절실히 필요한 경력 전환을 이루어낸다거나, 가장 중요한 인간관계를 개선할 수도 있다. 이는 단순한 신체 건강을 넘어서는 일이다.

건강이란 그저 질병이 없는 상태가 아니라 신체와 정신, 감정의 안녕을 의미한다. 이는 슬프지 않음과 행복함의 차이와 같다. 아프지 않은 것을 넘어 진정한 건강을 경험할 준비가 되었는가?

나의 설탕 중독 점수는?

이 테스트는 당 중독일 때 경험할 수 있는 신체적, 정신적 증상을 평가한다. 몸이 무엇을 말하려고 하는지 확실히 알 수 있게 고안되었다. 각 문항에 대해 "절대 그렇지 않다. 한 번도 그런 적 없다"라고 느낀다면 0점, "매우 그렇다. 항상 그렇다"라고 느낀다면 10점이다. 0점과 10점 사이에서 점수를 매겨라. 자기도 모르는 습관을 바꿀 수는 없으니 정직하게 답하는 것이 중요하다. 그래야 상황이 실제로 얼마나 심각한지 확인할 수 있다.

	문항	점수
1	밤에 잘 잤는데도 피곤하다.	
2	오후에 기력이 뚝 떨어진다.	
3	활력과 집중력을 유지하기 위해 간식 또는 카페인에 의존한다.	
4	지난 6개월 동안 체중이 증가했거나 체중 감량에 어려움을 겪고 있다.	
5	빵이나 파스타 등 탄수화물이 많은 음식이나 단것이 당긴다.	
6	만족감을 느끼기 위해 아이스크림이나 초콜릿 등 당 함량이 높은 음식을 점점 더 많이 찾게 된다.	
7	두통, 브레인 포그 또는 설명할 수 없는 기분 변화를 경험한 적 있다.	
8	피부 트러블이 자주 생기거나 머리카락이 건조하고 부스스하다.	
9	식사 후 복부 팽만감, 피로감, 메스꺼움, 죄책감을 느낀다.	
10	바이러스가 유행할 때마다 자주 감염되는 편이다.	
	합계	

0~25점: 훌륭해요.

이 간단한 평가에 따르면, 당신은 아마도 당 중독자가 아닐 것이다. 그래도 탈설탕 프로그램이 건강을 최적화하는 데 도움이 될 수 있다. 설탕 갈망이라는 큰 장애물에 부딪히지 않게 해 줄 테니 말이다.

26~50점: 갈림길에 서 있어요.

테스트에 정직하게 답했다면, 당신은 당 섭취량을 적절히 관리하고 있는 듯하다. 하지만 이 결과가 단것을 더 먹어도 된다는 뜻은 아니다. 당을 많이 섭취할수록 장 건강, 면역력, 호르몬 균형이 나빠지고 스트레스로 인한 과식의 함정을 피하기가 더 어려워진다. 탈설탕 프로그램을 실천하면 갈망을 없애고 단기, 장기적으로 건강 전반을 개선하는 데 도움이 된다.

51~75점: 재앙이 올 수도, 오지 않을 수도 있어요.

상황이 더 나빠질 수도 있지만, 훨씬 더 좋아질 수도 있다. 당신은 여러 질병, 피부 트러블, 피로, 기분 변화가 당과 관련 있다는 사실을 이제 막 깨달았을지도 모른다. 서둘러 조치를 취하지 않으면 상황은 악화할 것이고, 예상보다 빨리 그렇게 될 가능성이 높다. 심각한 당 중독자가 되기 전에, 갈망을 극복하고 당 섭취를 줄여서 에너지와 활력을 느끼도록 도와주는 프로그램을 찾아서 다행이다.

76~100점: 스트레스를 단것으로 푸는 심한 당 중독자예요.

안타깝게도 당신은 설탕 중독자이며 건강으로 그 대가를 치르고 있다. 하지만 좋은 소식이 있다. 당신은 마침내 이 롤러코스터에서 뛰어내려 갈망을 없애고, 체중을 줄이고, 면역력을 회복하고, 노화 시계를 늦추고, 이전에 결코 느껴 보지 못했던 활력을 경험하는 데 필요한 모든 정보를 손에 쥐고 있다. 이 소식이 충격으로 다가온다면, 당신은 혼자가 아니라는 것을 알았으면 한다. 엄청나게 많은 사람이 우리가 먹는 온갖 식품에 설탕이 포함되어 있다는 사실을 깨닫지 못한 채 설탕의 만행으로 고통받고 있다. 용기를 내어 이 테스트에 답한 자신을 칭찬하자. 그 정도로 마음을 열었다면 탈설탕 프로그램을 실천할 때 큰 도움이 될 테니 계속 앞으로 나아가자. 건강이 몰라보게 향상될 것이다.

1장

설탕에 빠지기 쉽지만
끊기 어려운 이유

현대인이 엄청난 건강 위기에 처했다는 사실이 낯선 소식은 아닐 것이다. 질병통제예방센터에 따르면, 미국 성인 3명 중 1명에 해당하는 1000만 명 이상이 당뇨병 또는 당뇨병 전 단계다.[1] 미국심장협회는 미국 성인의 거의 절반이 심장병을 앓고 있다고 한다.[2] 우리 아이들의 건강 상태 역시 별로 나을 것이 없다. 미국 어린이의 3분의 1 가까이가 과체중이나 비만이며, 따라서 점점 더 어린 나이에 당뇨병과 심장병이 발병하고 있다.[3]

겁을 주려고 이런 이야기를 꺼내는 것이 아니다. 두려움은 장기적인 변화를 이끄는 데 그다지 좋은 자극제가 되지 못한다. 그보다는 우리가 왜 이 지경이 되었는지 이해했으면 좋겠다. 근본 원인을 알면 해결할 수 있다. 지금까지 우리는 체중 감량, 피로 회복, 콜레스테롤 낮추기 등 위험한 증상이 나타나면 그 증상을 관리하는 식으로 노력해 왔다. 이는 화재경보기가 울리는데 불은 끄지 않고 전선을 끊는 것과 같다.

실제 화재와 마찬가지로 우리의 건강을 파괴하는 화재에도 여러 요인이 있다. 스트레스는 불에 산소를 공급해 타오르게 하며, 환경 독소는 불꽃을 더욱 치솟게 만드는 불쏘시개 역할을 한다. 하지만 맨 처음 불을 피우는 연료는 설탕이다.

설탕에 강탈당한 삶

미국인은 1년에 평균 59킬로그램 이상의 당을 섭취해 전 세계에서 설탕을 가장 많이 먹는 것으로 알려졌다.[4] 《랜싯 당뇨병과 내분비학》 저널에 발표된 2015년 연구에 따르면, 미국 식품의 74퍼센트에 일반적인 또는 저칼로리 감미료가 포함된다.[5] 이는 미국인이 하루 평균 약 20작은술의 첨가당을 섭취하게 되는 이유를 잘 설명해 준다. 신경 내분비학자이자 인체에 미치는 당의 영향을 연구하는 내 동료 로버트 러스티그Robert Lustig는 하루 3회, 총 6작은술의 설탕 섭취가 간이 대사할 수 있는 최대치라고 설명한다. 6작은술 이상은 모두 지방으로 저장된다.[6]

1년에 59킬로그램은 하루에 38작은술 이상을 뜻하며, 이는 보건당국(미국식단지침, 세계보건기구, 미국심장협회)의 일일 당류 권장 섭취량을 최소 250퍼센트, 최대 533퍼센트 초과한다. 설탕이 매우 해로우며 이미 많은 사람이 당 때문에 건강 문제를 겪는다는 것을 알면서도 우리는 왜 그렇게 설탕을 많이 섭취할까? 의지력이 부족하기 때문일까? 다르게 먹을 시간이 부족하기 때문일까? 이런 것들이 흔한 변명이기는 하지만, 근본 원인은 아니다. 우리가 매년 권장량보다 훨씬 더 많은 당류를 섭취하는 이유는 간단하다. 중독되었기 때문이다.

내 환자의 상당수가 "저는 설탕을 많이 먹지 않아요"라고 말한다. 설탕이 케이크, 쿠키, 초코 바 형태로만 존재한다고 생각하기 때문이다. 우리가 매일 먹는 음식에 얼마나 많은 당분이 숨어 있는지 아는 사람은 거의 없다. 다음에 나오는 일반적인 일일 섭취량 예시를 살펴보자. 자기도 모르는 사이에 당 섭취량이 쉽게 치솟을 수 있다는 사실을 깨닫게 될 것이다.

일일 당류 섭취량 예시

음식	당 함량(g)
아침	
오렌지 주스(1컵)	26
허니 너트 치리오스 시리얼과 우유(각 1컵)	40
오전 간식	
저지방 요구르트	23
점심	
사과 주스(1컵)	24
서브웨이 터키 샌드위치(9곡 빵 6인치에 양상추, 토마토, 양파 포함)	3
바나나(중간 크기)	12
오후 간식	
단백질 바	30
저녁	
피자	5
샐러드(시중에서 판매하는 드레싱 포함)	6
탄산음료	36
디저트	
아이스크림(1컵)	28
하루 총량	**233** (≒ 54.6작은술)

중독은 나약함이 아니라
자연스러운 생리 반응이다

우리 몸은 원래 연료로 당(글리코겐 형태) 또는 지방을 태울 수 있다. 그러나 우리가 매일 온종일 과도하게 당분을 섭취하는 데다 무언가를 먹지 않고 몇 시간 이상 지내는 일이 거의 없다 보니, 인체가 당을 연료로 사용하는 데 의존하게 되어 지방 태우는 능력을 잃어버렸다. 당은 불타는 장작과 같아서, 식사하고 몇 시간만 지나면 어서 다시 연료를 공급하라고 몸이 신호를 보낸다. 그러면 당신은 더 많은 포도당을 찾아 고탄수화물, 고당 식품에 손을 뻗게 된다.

혈당 수치가 떨어지는 순간, 뇌는 무슨 일이 일어나고 있는지 감지하고 공황 상태에 빠진다. 계속 기능하려면 더 많은 포도당이 필요하다고 생각하기 때문이다. 그래서 몸을 투쟁–도피fight-or-flight 반응(외부의 위협에 대응하여 싸우거나 도망치는 행동을 취하기 위한 생리적 각성 상태—옮긴이)으로 몰아넣고, 부신에 스트레스 호르몬인 코르티솔을 방출하라고 신호를 보낸다. 코르티솔은 뇌가 멈추지 않고 돌아가도록 설탕을 더 섭취하라고 우리에게 지시한다. 결국 스트레스는 몸이 당에 의존하게 만들고, 당은 다시 몸이 스트레스 반응에 갇히게 만드는 악순환이 발생한다.

설탕 중독을 일으키는 또 다른 요인은 인슐린이 쾌락을 느끼게 하는 신경전달물질인 도파민의 뇌 수용체를 자극한다는 것이다. 도파민 수용체를 자극하는 다른 물질로는 코카인이나 아편 같은 중독성 약물이 있다. 실제로 뇌의 관점에서 당은 마약과 다르지 않다. 이제는 솔직하게 말할 때가 되었다. 설탕은 마약이며, 오늘날 현대인이 가장 선호하는 마약이다.

《JJ 버진의 슈거 임팩트 다이어트JJ Virgin's Sugar Impact Diet》의 저자 버진을 인터뷰했을 때, 그는 이렇게 말했다. "설탕은 중독성이 강하고 질병에 큰 역할을 합니다. 설탕을 많이 섭취할수록 예전만큼 좋은 기분을 유지하기 위해(단지 제대로 기능하기 위해서도) 더 많은 설탕이 필요해집니다. 설탕 없이는 끔찍한 기분이 들고 뇌가 어찌할 바를 모르게 되지요."

이런 이야기를 하는 이유는 설탕 중독이 당신 잘못이 아니라는 점을 알았으면 해서다. 설탕이 당기는 것은 인체에 내재한 생리 반응이다. 그런데 그것만으로는 충분하지 않다는 듯 설탕은 우리를 감정적으로도 강력하게 끌어당긴다.

당은 모유나 분유를 통해 우리가 인생에서 처음으로 경험하는 맛이다. 이때부터 당분은 생존과 편안함과 연결된다. 어릴 적에 부모는 우리를 달래려고 혹은 신발을 신기려고 설탕을 줬다. 첫 생일 케이크부터 시작해 중요한 이벤트는 언제나 설탕이 가득한 음식으로 축하해야 한다고 배웠다.

설탕 중독에서 정말로 벗어나기 위해서는 삶에 단맛을 더할 다른 방법을 찾아야 한다는 것은 100퍼센트 지당하다. 과자와 케이크 대신 특별한 외출로 축하하기, 사랑하는 사람들에게 쿠키 대신 다른 선물로 애정 표현하기, 아이스크림 대신 영감을 주는 책으로 우울한 순간을 극복하기처럼 말이다.

식품 산업은 생리적, 감정적 이유로 우리가 설탕에 애착을 느낀다는 것을 알고 있으며 이를 악용하기 위해 엄청난 노력을 기울인다. 온갖 다양한 식품에서 설탕, 소금, 지방의 비율을 조정하여 '천상의 단맛bliss point'을 찾아내려고, 수백만 달러를 들여 수학자이자 실험 심리학자인 하워드 모스코비츠Howard Moskowitz 같은 컨설턴트를 고용한다. 모스코비츠가 이름 붙인 이 배합은 달아서 갈망을 유발하지만, 너무 달아서 못 먹을 정도는 아닌 최적의 맛을 뜻한다. 2013년 모스코비츠가 《소금, 당, 지방Salt Sugar Fat》을 출간한 당시 그를 인터뷰했던 《뉴욕 타임스》 기자 마이클 모스Michael Moss는 NPR(미국 공영 라디오—옮긴이)에 이렇게 말했다.

식품 회사들은 단맛이 예상되는 탄산음료, 아이스크림, 쿠키 같은 것들에 천상의 단맛을 집어넣는 것이 아니다. 그들은 식료품점을 돌아다니며 전에는 단맛이 없었던 제품에 설탕을 넣어 천상의 단맛을 만들어 냈다. 이제는 빵도 설탕이 첨가되어 천상의 단맛을 자랑한다. 일부 요구르트 제품은 아이스크림만큼 달다. 세상에, 일부 상표의 파스타 소스는 1/2컵에 오레오 쿠키 두 개 분량의 설탕이 들어 있다.

영양학자들은 설탕이 모든 음식은 달콤해야 한다는 기대를 만들어 냈다고 말한다. 달콤한 맛에 끌리는 어린이들은 다루기가 특히 어렵다. 부모가 마트에서 과일과 채소 칸으로 아이를 데려가 방울양배추나 브로콜리처럼 다른 맛(쓴맛, 시큼한 맛 등)이 나는 음식을 사 먹이려고 하면 아이가 싫다고 떼를 쓸 수 있다.[10]

의지력은 왜 오래가지 못할까

지난 10~20년 동안 우리는 마약과 알코올 중독자들이 의지력이 부족해서가 아니라 뇌를 장악한 병 때문에 중독되었다는 것을 깨달았다. 이제는 설탕 중독도 마찬가지라는 사실을 이해하기 시작했다.

즉, 설탕을 끊고 다시는 먹지 않겠다고 결심해도 소용없다. 특히 뇌에서 집행 기능(자기 조절, 계획, 의사 결정 등)을 담당하는 부분은 배고프고 피곤하며 스트레스를 받을 때 제대로 작동하지 않는다고 연구를 통해 밝혀졌다. 아이스크림이나 파스타를 도저히 참을 수 없는 이유가 바로 이 때문이다.

어느 날 갑자기 식단을 바꾸기로 결심하고 성공한 듯 보이는 사람이 한둘 있을지 모르지만, 이들은 이례적인 경우다. 의지력은 단기 효과는 있어도 장기적으로는 거의 효과가 없다. 리얼리티 TV 쇼 〈도전! 팻 제로The Biggest Loser〉 참가자들이 방송을 마치고 6년이 지난 후에 대부분 체중이 다시 증가한 이유도 그래서다.[11] 실제로 대다수의 사람은 설탕을 하루아침에 끊을 수 없으며, 설탕을 먹지 않는 동안 끔찍한 기분을 느끼게 된다.

스트레스를 푸는 식사에서 힘을 북돋는 식사로 바꾸기 위해서는 몸이 설탕 중독으로부터 벗어나는 데 필요한 것을 제공해야 한다. 갈망을 억제하는 미네랄, 지방 연소 모드로 전환해서 탄수화물 욕구를 줄이는 건강한 지방, 지속적인 에너지를 공급하는 적절한 단백질, 그리고 만족감, 보상, 편안함을 계속 느낄 수 있도록 대체 수단을 마련하는 생활 습관 개선 등이 필요하다. 이는 단순히 스위치를 끄고 켜는 식이 아니다. 좋은 음식을 더 많이 섭취하여 이제까지 먹었던 나쁜 음식을 자연스럽게 줄여 나가는 점진적 과정이다.

설탕에 관한 여섯 가지 진실

첫째, 설탕을 먹으면 뚱뚱해진다. 1950년대에 앤셀 키스Ancel Keys 가 수행한 연구 이후 미국 의료계와 주류 언론은 지방을 탓했다. 이 연구는 심혈관 질환 발생률이 낮은 국가들의 식단을 조사한 후, 이 러한 국가의 사람들이 포화지방을 적게 섭취해서 병에 덜 걸렸다고 주장했다. 키스의 연구 결과는 이후 반박당했지만, 당시에 그는 예 언자로 칭송받았다.

포화지방을 악마 취급하자 사람들은 수소화 지방, 일명 트랜스 지방인 마가린과 '저지방'으로 가공된 식품을 포함해 지금은 심장과 건강 전반에 치명적이라고 밝혀진 많은 식품으로 우르르 몰려갔다. 지방을 제거하면 음식 맛이 널빤지 씹는 것처럼 느껴진다. 그래서 음식을 맛있게 만들려고 무엇을 넣었을까? 바로 당과 소금이다. 지 방과의 전쟁 때문에 오늘날 판매되는 식품의 74퍼센트에 설탕이 들 어가게 되었다.[12]

이른바 '저탄고지' 키토제닉ketogenic 식단이 인기를 끄는 지금도 사람들은 여전히 지방을 먹으면 뚱뚱해진다는 두려움을 갖고 있다. 하지만 지방을 섭취하면 몸이 지방을 연료로 사용하도록 훈련하는 데 도움이 된다. 그러면 지방세포에 저장된 열량을 모두 사용할 수 있고 체중이 빠진다. 반면에 당류 섭취는 과식을 유도하고 남는 열 량을 지방으로 저장하는 원인이 되며, 만족감이나 포만감을 느끼지 못하고 계속 당을 더 갈망하게 만든다.

둘째, 설탕은 중독성이 있다. 설탕을 섭취하면 우리 몸은 포도당을 분해해 혈류로 보내고, 췌장에서 혈당을 조절하는 호르몬인 인슐린을 분비한다. 그런데 시간이 흐르면서 인슐린 수용체가 지쳐서 혈당 수치를 낮추라는 인슐린의 메시지를 못 받게 되면, 이에 대응하려고 몸이 더 많은 인슐린을 분비한다. 그러나 이는 문제를 악화시킬 뿐이다. 높은 인슐린 수치는 렙틴leptin 수치도 증가시킨다. 지방세포에서 분비되는 호르몬인 렙틴은 뇌에 먹을 시간을 알려 주는데, 렙틴 수치가 계속 높아서 렙틴 저항성이 생기면 뇌는 끊임없이 음식이 더 필요하다는 신호를 받게 된다. 또한 포도당은 뇌의 쾌락 중추를 자극하는데, 시간이 지나면서 이 쾌락 중추가 무뎌지면 같은 쾌락 반응을 얻기 위해 더 많은 포도당이 필요해진다.

결론적으로 설탕을 먹으면 계속해서 더 먹고 싶어진다. 여기에 식품 산업이 세심하게 조정하여 먹지 않을 수 없게 만든 천상의 단맛이 더해지면, 이미 어디에나 설탕이 숨어 있는 마당에 우리는 도저히 설탕 섭취를 멈출 길이 없다.

셋째, 당을 많이 섭취하면 지방이 아닌 당만 연료로 사용한다. 대사가 유연한 경우, 우리는 지방 연소와 당 연소 사이를 오가며 당과 지방 둘 다 주요 에너지원으로 사용할 수 있다. 하지만 당이 많은 고탄수화물 식단을 지속하면 지방을 태워야 하는 시점에 결코 도달하지 못하며, 지방 연소 능력이 점차 약화한다. 인체에는 언제든지 사용할 수 있는 16만 칼로리가 있다. 그중 5퍼센트는 당 형태로, 95퍼센트는 지방으로 저장된다. 왜 이렇게 차이가 클까?

당 연소 시스템은 투쟁-도피 반응(위험에서 벗어나야 하는 긴급 상황)일 때만 사용하도록 설계되었다. 즉, 평소에서는 지방을 사용하고, 에너지가 급히 필요한 드문 경우에만 당을 사용해야 한다. 당은 종이에 불이 붙듯 빨리 타기 때문이다. 그런 종이처럼 당도 더러운 연료다. 검고 더러운 연기처럼 전신에 떠다니며 건강한 세포를 손상시키는 해로운 자유라디칼free radical을 많이 남긴다.

한편, 지방 연소는 마른 통나무를 태우는 것과 같다. 연기나 재를 많이 만들지 않으며 느리고 조용하게 연소한다. 다시 말해, 당을 연료로 사용하는 몸은 소리가 시끄럽고, 더 높은 기어로 바꿀 수 없으며, 더러운 배기가스를 내뿜는 엔진이 달린 자동차와 같다. 반면에 지방 연소는 주행하는 동안 자체 충전이 가능하고 배기가스를 배출하지 않는 효율적인 전기 자동차와 비슷하다. 모델 T(1908~1927년 생산된 포드 자동차의 모델—옮긴이)처럼 달리고 싶은가, 아니면 테슬라처럼 달리고 싶은가?

넷째, 모든 당이 똑같이 만들어지는 것은 아니다. 분명히 말하지만, 과일에 든 천연 당이든 가공식품에 첨가된 당이든 모든 당은 똑같이 호르몬을 급증시켜 배고프게 하고, 지방을 늘리며, 정신을 흐리멍덩하게 만든다. 하지만 《메이요클리닉 회보》에 발표된 여러 연구를 2015년에 검토한 결과, 과당이라는 당은 다른 당보다 몸에 더 해롭다는 결론이 나왔다.[13] 과당은 포도당이나 자당, 기타 형태의 당만큼 소화 기관에서 잘 흡수되지 않는다. 즉, 더 많은 과당이 간으로 전달되어 인슐린 저항성, 지방간 질환, 중성지방 생성, 제2형 당뇨병 등 다양한 만성질환에 이바지한다. 이는 마치 바다에서 기분 좋게 가벼운 수영을 하려고 했는데 쓰나미에 휩쓸리는 것과 같다.

또한 첨가당은 자연적으로 만들어진 당보다 더 해롭다고도 밝혀졌다. 예를 들어, 과일에는 과당이 많이 들어 있지만, 함께 든 섬유질이 당 흡수 속도를 늦추고, 다양한 식물성 영양소와 미네랄이 인체에 해로운 영향을 상쇄한다. 하지만 과일 주스는 이런 섬유질이 제거된 상태이며, 오렌지 주스 한 잔으로 오렌지 네 개에 해당하는 과당을 섭취할 수 있다. 한마디로 주스는 미화한 설탕물이다. 설상가상으로 식품 산업은 과당이 높은 옥수수 시럽을 탄산음료와 가공식품의 주요 성분으로 사용한다. 옥수수 시럽은 과당 함량이 55퍼센트에 달한다. 당에 관해서라면 자연만큼 좋은 건 없다.

다섯째, 우리 식단에는 여러 가지 당 공급원이 있다. 혈당 수치를 높이고, 당 연소 상태에 빠지게 하며, 장 건강을 파괴하는 세 가지 식품의 첫 글자를 따서 나는 WMDs(weapons for mass destruction, 대량 살상 무기)라고 부른다. 밀wheat, 고기meat, 유제품diary이 그것이며 물론 마지막의 s는 설탕을 나타낸다. 이 음식들은 모두 대사 과정을 거쳐 결국 당으로 변한다. 또한 일반적으로 많은 화학 살충제와 비료(밀과 우리가 먹는 소, 돼지, 닭의 사료로 쓰이는 곡물의 경우), 항생제와 호르몬(고기와 유제품의 경우)을 사용하여 생산된다. 유제품은 인구의 65퍼센트가 소화하기 어려운 유당 함량이 높고, 밀은 탄수화물이 많으니 결국 포도당 함량이 높다. 고기를 과다 섭취하면 남은 단백질이 간에서 포도당으로 전환되는데, 이 과정을 포도당신생합성gluconeogenesis이라고 한다.

설상가상으로 이 세 가지 주요 식품은 대사 과정에서 산으로 변한다. 밀은 황산으로, 고기는 황산, 인산, 질산으로, 유제품은 젖산으로 말이다. 인체는 산을 중화하기 위해 미네랄이 필요하며, 이 때문에 미네랄 결핍이 생기고 당 갈망이 더 심해진다. 결과적으로 우리는 이러한 음식을 너무 많이 섭취함으로써 식단에서 미네랄이 풍부한 채소를 밀어낸다. WMDs는 설탕이 가득한 단것을 먹지 않더라도 여전히 우리가 당을 과다 섭취하게 되는 주된 원인이다.

여섯째, 몸은 당이 필요하지 않다. 뇌가 작동하려면 포도당 연료가 필요하다고들 하는데, 실제로 뇌가 선호하는 연료는 몸이 지방을 태울 때 생성되는 지방산인 케톤이다. 당은 우리가 스트레스 반응에 대처하기 위해 빠르게 연료를 공급해야 할 때만 필요하다. 이때 포도당을 동원할 수 있는 호르몬은 다섯 가지(스트레스 호르몬인 코르티솔과 에피네프린 포함)인데, 이 호르몬들이 우리에게 필요한 포도당을 전부 만들어 낼 수 있다. 음식에서 얻을 필요가 없다.

당 탐정이 되는 법

당은 너무나 다양한 형태로 숨어 있기 때문에 당 섭취를 실제로 줄이는 첫 번째 단계는 의식 있는 소비자가 되는 것이다. 식품 라벨의 원재료명과 영양 성분표를 읽고 그 정보를 해독하는 방법을 익혀야 한다. 그러면 자신과 가족이 얼마나 많은 당을 먹고 있는지 정확히 알 수 있다.

식품 제조사는 함유량이 많은 순서대로 재료를 표시해야 한다. 따라서 원재료명에서 제일 먼저 보이는 성분의 함유량이 가장 많고, 제일 마지막에 보이는 성분의 함유량이 가장 낮다. 당에는 수십 가지 다른 이름이 있으며, 제조사는 당류를 성분표의 앞쪽에 기재할

설탕의 다양한 이름

당을 다른 말로 표현하는 이름들을 알아 두면 훨씬 현명한 소비자가 되어 중독성 있는 이 성분들을 더 쉽게 피할 수 있다.

- 갈락토스
- 갈색 설탕
- 건조 사탕수수 주스
- 과당
- 과립 설탕
- 과일 혼합, 과즙
- 과일 혼합 농축액
- 꿀
- 농축 사탕주스 주스
- 당밀
- 대추야자 시럽
- 데메라라 설탕
- 덱스트란
- 덱스트로스

- 디아스타아제
- 만니톨
- 말토덱스트린
- 말토스
- 맥아
- 맥아 시럽
- 메이플 시럽
- 무스코바도 설탕
- 백설탕
- 보리 맥아
- 사탕무 설탕
- 사탕수수 시럽
- 사탕수수즙
- 수카나트

- 쌀 시럽
- 아가베 시럽
- 에틸 말톨
- 옥수수 시럽
- 옥수수 시럽 고형분
- 원당
- 유당
- 자당
- 전화당
- 카라멜
- 코코넛 시럽
- 터비나도 설탕
- 포도당

필요가 없도록 이런 다양한 이름을 사용한다.

제조사가 식품의 당 함량을 낮게 보이게 하려고 쓰는 또 다른 방법은 말도 안 되게 적은 1회 제공량으로 표시하는 것이다. 예를 들어, 과일 스무디 한 병의 당 함량이 영양 성분표에 20그램으로 표시되어 있다면 '나쁘지 않다'고 생각할 수 있다. 하지만 병당 2.5회 분

당 탐정 규칙

- ◆ 저당: 100g당 5g 또는 재료의 5%
  중간 당: 100g당 5~20g 또는 재료의 20%
  고당: 100g당 20g 이상

- ◆ 영양 성분표에서 가장 중요한 네 가지 수치는 총당류, 탄수화물, 섬유질, 1회 제공량이다.

- ◆ 당 4g=1작은술

- ◆ 어떻게 발음할지 알 수 없는 성분은 우리가 소화할 수 없는 물질이다.

- ◆ 원재료 목록이 긴 제품은 고도로 가공된 제품이며, 따라서 섭취하지 않는 것이 좋다.

량이라고 적힌 문구를 놓쳤다면? 즉, 대부분 사람이 한 병을 1회 분량이라고 생각하겠지만, 실은 2.5회 분량에 총 50그램의 당이 들어 있는 것이다. 이는 단 한 잔의 음료로 24~36그램의 일일 권장 섭취량을 초과한다는 의미다. 그러니 영양 성분표를 제대로 읽을 줄 아는 것은 매우 중요하다!

미국 식품의약국(FDA)의 요구에 따라 2021년부터 식품 제조업체가 영양 성분표에 '첨가당'을 별도로 표시하게 된 것은 긍정적인 일이다. 하지만 과일과 같은 천연 당을 포함해, 특정 제품에 포함된 총당류 함량은 성분표에서 확인할 수 없다. 예를 들어, 모든 요구르트에는 첨가당이 아니더라도 우유에 자연적으로 존재하는 유당이

숨은 설탕을 찾아라

명심하건대, 세계보건기구는 1일 당 섭취량을 6작은술 이하로 유지하라고 권장한다. 우리 대부분이 매일 몇 작은술의 당을 섭취하는지 확인하면, 이 권장량을 초과하기가 매우 쉽다는 것을 알 수 있다.

아침 식사	
메이플 시럽 가향 인스턴트 오트밀 1팩	3작은술
요플레 스트로베리 요구르트	4.75작은술
꿀 호두 씨리얼 100g	6.67작은술
스페셜 K 100g	2.57작은술
그래놀라 100g	6작은술
중간 크기 바나나	2.48작은술
베이글	1.2작은술
간식	
포도	3.14작은술
일반적인 단백질 바	7.5작은술
병에 든 스무디	최대 24작은술
음료	
코카콜라(350ml 캔)	7.25작은술
레드불	5.35작은술
토닉 워터(350ml 캔)	6.4작은술
오렌지 주스(1컵)	5.25작은술
저지방 우유(1컵)	2.5작은술
스포츠 드링크(590ml)	8작은술
달콤한 차(350ml)	8.25작은술
바닐라 아몬드 밀크(1컵)	2.6작은술
큰 사이즈 가향 커피	최대 25작은술
조미료	
바비큐 소스(2큰술)	3.5작은술
케첩(2큰술)	2작은술
프레고 토마토 소스(1/2컵)	2작은술

들어 있다. 모든 유형의 당이 정확히 얼마나 들었는지 알아 보려면 제품의 순탄수화물 수치를 계산해야 한다.

순탄수화물이란?

순탄수화물net carb은 식품에 포함된 탄수화물 양에서 섬유질 양을 뺀 값이다. 탄수화물에는 여러 종류가 있는데 전분도 그중 하나다. 감자, 곡물(빵, 파스타 포함), 콩은 모두 전분질 식품으로 탄수화물이 풍부하다. 당도 탄수화물의 한 형태이며 섬유질도 마찬가지다. 그런데 섬유질을 제외한 모든 탄수화물은 소화 과정에서 포도당으로 탈바꿈하는 반면, 섬유질은 체내에서 완전히 소화되지 않으므로 혈당에 영향을 미치지 않는다.

섬유질은 과일 및 뿌리채소와 같이 본래 탄수화물이 풍부한 식품에 많이 들어 있다. 당과 섬유질을 함께 섭취하면 섬유질이 소화를 늦춰서 혈당 급증을 최소화한다. 또한 섬유질은 유익한 장내 세균에 먹이를 공급하고 배변을 촉진한다. 간단히 말해, 섬유질을 더 많이, 당을 더 적게 섭취하는 것이 바람직하다. 순탄수화물을 추적하면 이를 얼마나 잘하고 있는지 간단히 측정할 수 있다. 하지만 아쉽게도 순탄수화물은 영양 성분표에 표시되지 않으므로 직접 계산해야 한다.

탈설탕 프로그램에서는 순탄수화물 섭취량을 하루 50그램 미만으로 유지하는 것을 이상적인 목표로 한다. 이렇게 하면 몸이 지방 연소를 시작하고 체중도 줄어든다. 하루 100~150그램의 순탄수화물은 건강한 체중을 유지하는 데 적합하고, 하루 150그램 이상을 섭취하면 몸에 염증이 생기고 체중이 증가할 가능성이 크다.

본격적으로 당 추적하기

이제 당 중독에 대해 명확히 알았으니 실제로 당신이 당을 얼마나 섭취하고 있는지 확인해 보자. 내 진료실을 방문한 대부분 사람이 당분을 그리 많이 먹지 않는다고 말하지만, 이 과정을 진행해 보면 그들이 생각한 바가 사실과 매우 다르다는 것을 알게 된다.

최근에 한 엄마가 주의력결핍장애(ADD), 수면 문제, 변비를 겪고 있는 아들과 함께 찾아왔다. 내가 두 사람의 식단과 당 섭취량을 묻자, 그 엄마는 "저희는 꽤 건강하게 먹고 있어요"라고 답했다. 하지만 지난 48시간 동안 아이가 먹은 음식을 적게 했더니, 메이플 시럽을 곁들인 냉동 와플, 꿀 호두 시리얼, 가향 요구르트, 베이글 등 엄청난 양의 당이 포함되어 있었다. 당을 추적하는 법을 배우지 않으면 대개 당 섭취량을 과소평가하게 된다.

오른쪽 표에 당신이 지난 이틀 동안 먹은 것을 전부 적어 보자. 이 과정은 탈설탕 여정의 시작이니, 건너뛰지 말고 진지하게 받아들여야 한다. 아무것도 빠트리지 말고, 실제로 먹은 양이나 종류를 바꾸지 말고 정직하게 적길 바란다. 커피에 넣은 크리머나 샌드위치에 넣은 조미료 같은 사소한 것들도 잊지 마라. 이런 것들이 종종 숨겨진 당의 중요한 원천이기 때문이다.

모두 적었다면, 식품의약품안전처의 식품영양성분 데이터베이스

	첫째 날	둘째 날
아침 식사		
오전 간식		
점심 식사		
오후 간식		
저녁 식사		
야간 간식		

(various.foodsafetykorea.go.kr)나 밀리그램, 스프린트 등의 식단 관리 앱을 이용해 당 그램 수를 포함한 모든 영양소 섭취량을 계산할 수 있다.

밀리그램

당신이 생각하는 것보다 훨씬 더 많은 당을 섭취하고 있을 가능성이 크다. 당이 어디에 숨어 있고 어디에서 왔는지를 알면 놀랄 것이다. 하지만 당황하지 마라. 곧 산성 당이 가득한 음식을 당 쓰나미 없이도 비슷한 맛과 느낌을 주는 건강한 음식으로 바꾸는 방법을 배우게 될 테니까!

스프린트

아침 식사의 또 다른 이름, 디저트

우리는 종종 디저트를 아침 식사로 먹는다. 말인즉슨, 아침에 크림 도넛, 크림 치즈와 베이글, 설탕과 크리머가 가득한 커피를 먹는 것은 케이크나 밀크 셰이크 같은 디저트를 먹는 것과 같다. 달콤한 음식으로 하루를 시작하면 온종일 당을 갈망하게 된다.

특히 바쁜 직장인이라면 달지 않은 아침 식사를 찾기가 어려울 수 있다. 그럴 때 두 가지 방법을 추천한다. 가장 좋은 선택은 아침을 건너뛰는 것이다! 하지만 아직 그럴 준비가 되지 않았다면 달콤한 아침 식사 절반과 함께 식물 단백질 공급원(예를 들어 대마씨나 치아씨) 또는 건강한 지방 공급원(예를 들어 아보카도 반 개 또는 소량의 견과류)을 먹는다. 그러면 소화를 늦추고 혈당을 안정적으로 유지하여 포만감을 더 오래 느낄 수 있다.

그동안의 식단은 왜 실패했을까

어쩌면 당신은 다이어트나 건강을 위해 이미 다른 식단을 시도해 보았을지 모른다. 하지만 단기적인 성과를 얻는다 하더라도 결국 원점으로 되돌아올 가능성이 크다. 장기적으로 건강한 체중을 유지하는 핵심은 체지방 연소 능력을 회복하는 것이다. 이를 돕기 위해 설계된 인기 있는 식단이 많이 있다. 키토제닉(일명 키토)과 팔레오 식단이 그 예다. 그런데 이런 식단에서도 놓치는(하지만 탈설탕 프로그램에는 포함된) 중요한 요소가 하나 있다. 바로 '식단 다양화diet variation' 전략이다.

같은 운동을 반복해서 하다 보면 더 이상 효과가 없어지는 것처럼, 우리 몸은 어떤 식단 전략에도 익숙해진다. 따라서 당 중독을 극복하고 지방 연소를 유도하여 체중 감량과 염증 감소를 돕는 식단을 찾았더라도, 먹는 음식과 시간에 계속 변화를 주지 않으면 결국 다시 체중이 늘기 시작한다.

식단 다양화는 적게 먹는 것이 아니라 음식 종류와 식사 빈도수를 자주 바꾸는 것이다. 이는 우리 조상들의 식습관을 모방해서 설계되었다. 조상들은 사냥이나 수확에 성공하면 축제를 벌였고, 농작물 수확철이 돌아오기를 기다리거나 이동하면서 단식하는 때도 있었다. 그 결과, 우리 몸은 다양한 시간대에 다양한 종류와 양의 음식을 먹어야 건강하도록 진화했다.

키토든 팔레오든 비건이든 어떤 식단을 따르든 간에, 새로운 식단을 시도할 때마다 실제로 긍정적인 결과를 얻을 수 있다. 문제는 지속 가능성이다. 계속 변화를 만들어 나가야만 지속 가능하다. 같은 키토 지방이나 같은 일곱 가지 채소만 줄기차게 먹으면 몸이 정체기에 빠진다. 연구에 따르면 식단 다양화가 식단 내용 자체보다 더 중요하다.[14]

탈설탕 프로그램은 무엇이 다른가

오늘날 가장 인기 있는 네 가지 식단이 탈설탕 프로그램과 어떻게 비슷하면서도 다른지 살펴보자.

키토제닉 식단

고지방, 적당한 단백질, 저탄수화물 식단으로, 특히 몸이 지방 연소 모드로 바뀌도록 설계되었다. 탄수화물을 적게 먹기 때문에 결국 당도 적게 섭취한다.

일어날 수 있는 문제: 이 식단은 자연 당이 많고 대개 호르몬과 항생제가 가득한 유제품과 육류에 과도하게 의존하는 경향이 있다. 8장에서 배우겠지만, 몸이 필요로 하는 양(당신이 생각하는 것보다 훨씬 적다)보다 더 많은 단백질을 섭취하면 나머지는 간에서 포도당으로 전환된다. 그렇다. 당으로 바뀐다!

또한 키토는 탄수화물 섭취량을 제한하는 데 중점을 두는데, 모든 채소(녹색 잎채소도 포함)에는 탄수화물이 포함되어 있으므로 많은 키토 식단 이용자가 되도록 채소를 피한다. 채소가 제공하는 섬유질, 미네랄 및 식물 영양소phytonutrient가 없으면 고지방 식단은 내독소혈증이라는 질환을 유발할 수 있다. 장에서 번식한 나쁜 세균이 장벽을 뚫고 혈류로 침투하여 세균 안에 있던 내독소endotoxin가 방출되는 것이다. 내독소는 면역 반응을 유발하고 전신의 염증을 증가시킨다.[15] 결코 반갑지 않은 부작용이다.

키토 식단은 일반적으로(뇌암이나 간질 같은 질환의 치료 목적이 아닌 한) 건강한 장기 전략이 아니다. 그리고 내 경험상 사람들은 100퍼센트 키토 식단을 따르거나 당 연소 방식으로 돌아가거나 둘 중 하나다. 참고로, 일주일 내내 24시간 케토시스ketosis(지방산이 분해될 때 생성되는 케톤체가 체액이나 조직 속에 고농도로 존재하는 상태—옮긴이)를 유지하면, 결국 몸이 기아 모드로 진입한다. 탈설탕 프로그램은 올바른 식품과 올바른 섭취 비율, 식단 다양화, 원하는 경우 부분 또는 간헐적 단식을 통해 올바른 케토시스 활용법을 알려 준다.

팔레오 식단

고대 조상들이 먹었던 음식만 먹는다는 뜻이다. 즉, 육류, 생선, 채소, 과일과 매우 적은 곡물을 먹고, 유제품(발효식품이 아니라면)과 가공식품은 먹지 않는다.

일어날 수 있는 문제: 이 식단이 밀과 유제품이라는 두 가지 대량 살상 무기를 피한다는 점은 훌륭하다고 생각한다. 그러나 문제는 동물 단백질, 특히 간에서 당으로 바뀌는 육류를 과다 섭취한다는 점이다. 또한 우리가 먹는 동물은 주로 콩과 옥수수를 원료로 하는, 염증성 오메가-6 지방산이 많은 사료를 먹고 자라기 때문에, 이

지방산이 고기에 흡수된다.

채식주의, 비건

대부분의 채식주의자들은 고기를 먹지 않는다(달걀, 생선, 해산물은 먹는 사람도 있고 먹지 않는 사람도 있다). 반면에 비건 채식은 달걀, 유제품, 경우에 따라 꿀까지 포함해 모든 동물성 제품을 피한다.

일어날 수 있는 문제: 나는 비건 채식과 채식주의를 좋아한다. 사실, 내 아내는 비건이고 나는 페스카테리언이다(가끔 먹는 유일한 고기는 자연산 오메가-3 생선이다). 하지만 고기나 동물성 식품을 먹지 않는다고 해서 식단이 건강한 것은 아니다. 많은 채식주의자와 비건 채식주의자는 정제된 탄수화물(빵, 파스타, 쌀, 감자)에 과도하게 의존한다. 그리고 알다시피 탄수화물 과다 섭취는 당 과다 섭취와 같다. 내가 진료하는 채식주의자들을 보면 종종 같은 음식을 반복해서 먹기 때문에 이 식단도 다양성이 부족하다는 단점이 있다. 탈설탕 프로그램은 유제품을 먹지 않고 단백질 대부분을 식물로 섭취하도록 권장하기 때문에 채식주의자와 비건에게도 권할 만하다.

지중해식 식단

지중해 지역의 전통 식단을 기반으로 한 이 식단은 주로 올리브유, 채소, 과일, 견과류, 씨앗, 콩과 식물, 감자, 통곡물(빵 포함), 허브, 향신료, 생선, 해산물을 섭취한다. 치즈, 요구르트, 가금류, 달걀은 적당히 섭취한다. 붉은 고기는 아주 조금만 먹고 가공식품, 가공육, 정제된 기름, 첨가당은 피한다.

일어날 수 있는 문제: 모든 통곡물과 콩과 식물은 탄수화물이 많고, 유제품에는 자연 당이 많다. 또한 많은 사람이 콩을 소화하는 데 필요한 효소가 부족하다(그래서 복부 팽만감과 가스가 발생한다). 무엇보다 이 식단은 지방 섭취량이 많지 않아 지방 연소 모드로 전환하는 데 도움이 되지 않는다.

탈설탕 프로그램

이 프로그램은 지방 함량이 높고, 단백질은 적당하며(주로 식물 기반), 탄수화물이 적은 식사법으로, 미네랄과 섬유질도 풍부하게 섭취하는 데 중점을 둔다. 지방과 섬유질이 많은 식단은 건강한 장내 미생물을 키우며, 대사성 내독소혈증과 관련된 염증을 줄인다고 밝혀졌다.[16] 또한 음식의 종류뿐만 아니라 먹는 시간도 다양하게 바꿔서 몸이 지루해하거나 성과를 얻지 못하는 상황을 방지한다. 결과적으로 염증을 낮추고, 장내 미생물군을 재정비하고, 오래된 손상 세포를 제거할 수 있다. 음식의 질을 개선하고 식사 시간을 다양화함으로써 이 모든 것이 가능하다.

1장 실행 계획

> 25쪽 '나의 설탕 중독 점수는?' 테스트를 풀고 결과를 평가
> 하라.

> 지난 48시간 동안 먹은 모든 음식과 음료를 47쪽 표에 적은
> 다음 48쪽에 소개한 방법을 활용하여 당 작은술 수를 계산
> 한다(4그램이 1작은술이다).

> 좋아하는 식품의 영양 성분표를 읽고 저당, 중간 당, 고당 중
> 어디에 해당하는지 확인하라.

2장

설탕은 어떻게
우리 몸을 망치는가

당신은 체중을 줄이기 위해 설탕을 끊으려고 할지 모른다. 혹은 당이 주는 행복감이 사라진 후의 느낌이 싫어서, 단것에 대한 갈망에 진저리가 나서 당 없이도 만족스러운 인생을 되찾고 싶을 수도 있다. 모두 훌륭한 이유다. 하지만 그 결심이 더욱 단단해지도록, 당이 우리 몸의 주요 장기와 시스템에 어떤 영향을 미치며, 결과적으로 각종 주요 질병에서 어떤 역할을 하는지 살펴보려고 한다.

이 내용을 이해하면 2부에서 소개하는 7단계 프로그램을 실천하는 데 도움을 받을 수 있으며, 그 결과 당을 줄였을 때 가능한 최대치의 건강을 당신도 경험할 수 있다.

장 건강을 파괴하는 당

장은 면역계의 80퍼센트, 신경계의 80퍼센트를 차지하며 두 번째 뇌라고 여겨진다. 당과 관련해 가장 중요한 점은 장에 수조 마리의 세균이 살고 있다는 사실이다. 우리는 자신이 100퍼센트 인간이라고 생각하지만, 사실 우리 몸에는 세포보다 세균이 더 많다. 만일 외계인이 인간을 납치하여 우리를 살아 숨 쉬게 만드는 것이 무엇인지 분석한다면, 인간은 피부, 근육, 뼈라는 괴상한 옷에 담긴 세균 무리에 불과하다고 말할 것이다.

이런 장내 미생물은 신체가 기능하는 데 필요한 신경전달물질을 생성한다. 식욕과 기분, 수면, 근육 이완을 조절하는 세로토닌의 95퍼센트, 쾌락과 관계된 도파민의 50퍼센트, 기타 신경전달물질 30여 개가 장내 미생물에 의해 만들어진다. 미생물은 몸이 섭취한 물질이 친구인지 적인지 판별하는 데 도움을 주기도 한다. 최근의 수많은 연구에 따르면 장내 세균은 피부 건강, 면역계, 열량 소모량, 체중, 발병 가능성 등 인체 건강의 다양한 측면을 결정한다.

위장관에는 사는 세균 대부분은 우리에게 좋은 친구들이다. 즉, 건강을 지키고 몸에 이로운 일을 한다. 그러나 일부는 아무 이득도 해도 주지 않는 세균이 있는가 하면, 몸에 나쁜 영향을 미쳐 질병이나 불편한 증상을 일으키는 세균도 있다.

몸이 건강하고 균형 상태에 있으면, 풍요로운 장내 환경에서 세균이 번성하므로 우리는 이들이 제공하는 다양한 이점을 누릴 수 있다. 하지만 세균은 야구에서 양손을 다 쓰는 타자처럼 유익할 수도 있고 질병을 불러올 수도 있다. 설탕, 항생제, 곡물, 인공 감미료, 스트레스, 프로바이오틱스 감소 등 인체에 스트레스를 주는 요인과 위산분비억제제(PPI, 역류성 질환 치료에 처방된다) 같은 약물, 글리포세이트glyphosate(전 세계적으로 널리 쓰이는 제초제 성분—옮긴이) 같은 화학물질은 장내 환경을 산성화하고 염증을 일으켜 더 많은 세균을 어둠의 세계로 몰아넣는다. 나쁜 세균을 제거하는 유일하고 지속적인 방법은 장내 환경을 건강하지 않게 만드는 음식을 끊는 것이다.

질문을 하나 해 보자. 쓰레기가 가득 찬 양동이에 쥐가 들끓는다면 누가 누구를 불러온 걸까? 쥐가 쓰레기를 불러왔을까, 아니면 쓰레기가 쥐를 불러왔을까? 맞다. 쓰레기가 쥐를 불렀다. 독약을 쳐서 쥐를 죽일 수도 있지만(항생제를 투여하여 세균을 무력화하듯이) 결국 쥐는 또 나타날 것이다. 세균이 돌아오면 몸은 훨씬 더 나빠진다. 약이 환경을 더 유독하게 만들었기 때문이다. 약을 끊고 쓰레기를 치워야만 쥐가 사라질 것이다. 즉, 환경을 유지·관리해야 한다.

설탕(및 인공 감미료)은 장내 환경을 파괴하여 장 건강에 악영향을 미치는 최악의 흉악범이다. 설탕은 젖산으로 분해되며, 이름에서 짐작할 수 있듯이 젖산은 산이다. 산이 무슨 일을 하는지 생각해 보라. 금속을 부식시켜 자를 수도 있다. 설탕을 먹으면 시간이 지나면서 장 누수가 생겨 독소, 곰팡이, 소화되지 않은 단백질, 효모, 미코톡신과 같은 온갖 물질이 혈류로 자유롭게 흘러들 수 있다.

80퍼센트의 사람이 장 내벽에 어느 정도 누수가 있다고 추정되지만, 내 경험상으론 100퍼센트에 가까웠다. 현대인의 독소 문제를 고려하면 장 누수를 피하는 것은 거의 불가능하다. 그럼에도 장 누수가 가져올 위험과 파괴적인 결과를 최소화하기 위해 최선을 다할 수는 있다.

진료 중에 환자들의 혈액을 현미경으로 관찰하면, 혈액세포 안에 있는 이 침입자들이 보인다. 이 독성 입자들은 혈중 산성도(pH) 균형을 떨어뜨린다. 몸에서 가장 중요한 수치인 pH는 7.35에서 7.45 사이, 이상적으로는 7.4로 엄격히 조절되어야 한다. 위로든 아래로든 이 범위에서 크게 벗어나면 사망에 이른다. 그래서 혈중 pH 균형이 흐트러질 때, 인체는 뼈, 근육, 구강에서 미네랄을 빼내어 독소 노출을 완충하는 등 균형을 복구하려고 온갖 노력을 기울인다.

수영장의 pH가 낮아지면 어떻게 될지 상상해 보라. 모기가 꼬이고 이상한 녹조가 피어나기 시작한다. pH 균형이 깨지면 우리 몸 안에서도 같은 일이 일어난다. 내부에서부터 녹슬고 썩어 가는 구정물 웅덩이가 된다.

장과 뇌는 연결되어 있다

《뉴로사이언스》에 발표된 2015년 연구에 따르면, 12일 동안 고당 식단을 먹은 생쥐는 유의미한 인지 유연성(환경 변화에 적응하는 능력) 손상과 관련한 장내 세균이 변화했다. 쥐들은 장기, 단기 기억력 감퇴도 경험했다.[1] 다음번에 이메일을 보내는 것을 깜빡하거나 자동차 키를 못 찾는 일이 생긴다면 이 연구를 떠올려 보라. 마침내 설탕에서 벗어나겠다고 결심하는 데 도움이 될지 모른다!

설탕을 원하는 건
내가 아니라 장내 미생물이다

설탕이 든 음식을 많이 먹으면 건강에 좋지 않은 세균, 독소, 기생충, 곰팡이, 효모가 생겨 난다. 이 유기체들은 생존하기 위해 당이 필요하며, 실제로 당분을 좋아한다. 그래서 나는 엄밀히 말하면 우리 자신이 아니라 장내 미생물이 설탕을 갈망하는 것이라고 말한다.

무려 97퍼센트의 여성과 68퍼센트의 남성이 특정 음식에 대한 갈망을 경험했다고 보고한다. 장내 미생물이 우리와 함께 진화했고 우리가 먹는 음식에 지속적으로 의존하여 살아간다는 점을 고려할 때, 이 미생물이 자신들의 생존 가능성을 높이는 방향으로 우리의 식습관을 형성할 수 있다는 것은 놀라운 일이 아니다.[2]

엄청나게 흔한 해로운 미생물의 한 종류는 효모, 특히 칸디다라고도 알려진 칸디다 알비칸스candida albicans다. 모든 사람이 몸에 칸디다를 가지고 있다. 칸디다는 주로 내장에 사는데 그 수가 많지 않다면 해가 없다. 그러나 과다증식하면 혈액을 포함해 신체 전반에 큰 피해를 줄 수 있고, 건강의 모든 영역에 영향을 미칠 수 있다. 많은 사람이 칸디다 과증식 상태인데도 그 사실을 모른다는 것이 문제다! 남성과 여성 모두 칸디다가 과증식할 수 있고 신체 여기저기에 퍼질 수 있다. 실제로 칸디다 질염이 있다면, 아마도 이 효모가 전신에 과증식했다는 의미일 것이다.

칸디다는 여러 가지 이유로 당이 필요하다. 먼저, 80퍼센트가 탄수화물로 이루어진 칸디다 세포벽을 강화하는 데 당을 사용한다. 당은 칸디다를 더 위험한 곰팡이 형태로 변형시켜 장벽을 더 깊숙이 침투할 수 있게 만들기도 한다.[3] 또한 칸디다는 면역 체계에 감지당하지 않도록 투명 망토 같은 생체막으로 보호되는데, 이 생체막을 만드는 물질의 약 3분의 1이 포도당으로 구성된다.[4]

더욱 안 좋은 소식은 칸디다가 배설까지 한다는 점이다. 칸디다가 배출하는 노폐물(미코톡신)은 산성이므로 상황을 더 악화시킨다. 칸디다가 과다 증식하면 복부 팽만감, 역류성 식도염, 변비, 설사, 참기 힘든 당분 갈망은 물론, 크론병 및 과민대장증후군과 같은 질병을 유발할 수 있다. 나는 설탕을 너무 많이 먹어서 심각한 칸디다 과증식을 겪었고, 그 때문에 이런 증상과 질환을 숱하게 경험했다. 생혈 세포 검사에서 이 사실을 내 눈으로 직접 확인하기도 했다. 하지만 설탕을 끊으면 칸디다가 굶주려 장내 미생물군의 균형이 회복되므로 이러한 문제가 모두 해결된다.

염증과 노화

당의 광범위한 위험 중 하나는 '당화glycation'라는 과정에 이바지한다는 점이다. 당화는 포도당 분자가 단백질이나 지방 분자에 결합할 때 몸 전체에서 발생하는 반응이다. 이 과정에서 생성되는 해로운 자유라디칼을 최종당화산물(AGEs)이라고 한다. 모든 자유라디칼이 그렇듯이 AGEs는 염증을 악화시키고 조직을 산화시키는 파괴적인 물질이다. 당화로 인한 손상은 혈관 벽의 콜라겐을 약화해 특히 당뇨가 있는 사람에게 고혈압을 일으킬 수 있으며, 뇌졸중과 동맥

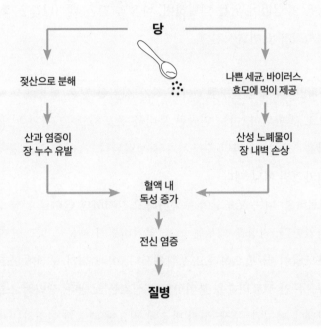

당이 염증을 일으키는 두 가지 경로

당

젖산으로 분해

나쁜 세균, 바이러스,
효모에 먹이 제공

산과 염증이
장 누수 유발

산성 노폐물이
장 내벽 손상

혈액 내
독성 증가

전신 염증

질병

류, 노인성 반점 및 주름진 피부를 유발할 수 있다. 더 나아가 당화는
알츠하이머병과 치매를 일으키는 뇌의 플라크 형성에도 일조한다.

당화의 정도를 측정하는 가장 좋은 방법은 당화혈색소(HbA1c)
검사다. 이 검사는 적혈구의 헤모글로빈에 얼마나 많은 포도당(혈
당)이 결합해 있는지를 측정함으로써 평균 혈당 수치를 알려 준다.
주로 당뇨병을 진단하는 데 사용되지만, 당화의 정도를 측정하는 데
도 유용하다. 연구에 따르면 당화혈색소 수치가 높을수록 암[5]과 심
장병[6]에 걸릴 위험이 커진다.

설탕에 제압당한 뇌

당은 틀림없이 뇌를 약탈하며, 다음과 같은 메커니즘을 통해 뇌의 화학작용을 변화시킨다.

- **도파민**: 앞에서 설명했듯이 우리가 섭취한 당은 혈중에서 포도당으로 변환되며, 이는 인슐린 분비를 유도하고, 그 결과 뇌에서 쾌락을 느끼는 도파민 수용체가 활성화된다. 그래서 당의 중독성이 코카인의 여덟 배다.

- **코르티솔**: 뇌는 포도당이 부족하다고 감지하면 곧바로 긴장 상태에 돌입한다. 지방을 태우는 법을 잊어버렸기 때문에 살려면 오로지 포도당이 더 필요하다고 생각해서다. 이때 뇌가 부신에 스트레스 호르몬인 코르티솔을 분비하도록 신호를 보낸다. 생리적 스트레스 상태에 빠지면, 투쟁-도피 반응에 필요한 빠르게 연소하는 에너지를 확보하기 위해 몸이 당분을 찾을 가능성이 커진다.

- **인슐린**: 당을 먹은 후에 분비되는 인슐린은 뇌의 건강한 기능을 방해할 수 있다. 특히 지속적으로 당을 과다 섭취하여 인슐린 수용체가 민감성을 잃는 것이 인슐린 저항성이다. 뇌세포의 인슐린 저항성은 알츠하이머병, 브레인 포그, 집중력 부족, 어린이와 성인의 주의력결핍과잉행동장애(ADHD)와 관련이 있다.

- **렙틴**: 인슐린은 인체의 다른 호르몬에도 영향을 미치는데, 배고픔과 포만감을 조절하는 렙틴도 그중 하나다. 뇌에서 인슐린이 증가하면 지방세포에 렙틴을 더 많이 분비하라는 신호를 보낸다. 렙틴

수치가 올라가면, 뇌의 시상하부에 배가 부르니 그만 먹으라는 신호가 간다. 그러나 인슐린 수치가 계속 높으면 렙틴 수치도 계속 높은 상태가 되고, 그러다 세포들이 렙틴의 신호를 제대로 듣지 못하게 되면서 모든 것이 엉망이 된다. 항상 배고프고 포만감을 느끼지 못한다. 단 음식을 계속해서 갈망하며, 동시에 당에 대한 감각이 무뎌져 더 많은 당이 필요해진다. 설탕을 먹으면 설탕을 갈망하게 되고, 설탕을 갈망하면 더 많은 설탕을 먹게 되는 악순환이 발생하는 것이다.

- **젖산**: 젖산은 당 대사의 부산물이며 산성임을 기억하자. 젖산은 장벽에 구멍을 내고 소화기관 염증을 유발하며, 뇌 염증도 촉진하여 ADD, ADHD, 행동 문제, 공격성, 브레인 포그, 치매, 파킨슨병 등을 일으킬 수 있다.

왜 요즘 아이들에게 ADD와 ADHD가 놀랍도록 증가했을까? 나는 설탕(그리고 그로 인한 당화)이 뇌 염증의 주된 원인이라고 생각한다. 대부분 의사는 향정신약으로 이를 치료하지만, 근본 원인을 해결하려면 더 깊이 파고들 필요가 있다. 방법은 산성도가 높고 탄수화물이 많은 식단 때문에 생기는 염증을 줄이는 것이다. 약물은 진정한 문제를 감출 뿐이며, 이러한 약물이 간을 비롯한 몸에 쌓이면서 우리 아이들이 더욱 병약해지고 갈수록 더 많은 독성에 노출되고 있다.

뇌의 당뇨병이라 불리는
알츠하이머

캘리포니아대학 로스앤젤레스캠퍼스(UCLA)의 알츠하이머 연구팀은 2017년 미국에서 경도 인지 장애나 알츠하이머병을 앓는 사람이 600만 명에 이르렀으며, 2060년까지 1500만 명으로 늘어날 것으로 예측했다. 이는 무려 250퍼센트가 증가하는 엄청난 수치다. 또한 2017년 미국의 잠복기 알츠하이머병 환자는 무려 4700만 명에 달했으며, 이 숫자도 2060년에는 거의 7600만 명에 이를 것으로 내다봤다.[7]

설탕 섭취와 알츠하이머병의 연관성은 너무나 강력해서 알츠하이머병을 종종 제3형 당뇨병이라고도 부른다. 제2형 당뇨병 환자가 알츠하이머와 기타 치매 발병 위험이 더 크다는 것은 인정된 사실이며, 2012년까지 발표된 모든 연구를 종합한 《당뇨병 연구 저널》의 분석은 이를 명확하게 보여 준다. 분석 결과에 따르면 제2형 당뇨병 환자는 모든 종류의 치매 발병 위험이 73퍼센트, 알츠하이머병 발병 위험이 56퍼센트, 혈관성 치매 발병 위험이 127퍼센트 높다.[8] 연구자들은 또한 혈당 수치가 높을수록 인지 기능이 저하하는 속도도 더 빠르다고 밝혔다.

당과 알츠하이머병이 연관되는 이유 중 하나는 앞에서 살펴본 당화 때문이다. 뇌에서 당화가 발생하면 알츠하이머병의 주요 특징인 플라크 형성을 촉진한다. 이 플라크는 질병이 진단되기 20년 전부터 만들어지기 시작하며, 일단 형성된 플라크는 되돌릴 수 없다.

따라서 새로운 플라크가 형성되는 것을 막아야 하며, 그러려면 뇌의 인슐린과 포도당 수치를 낮추고 염증을 막아야 한다. 즉, 설탕을 줄여야 한다.

이 단순한 식단 전략은 과학적으로도 뒷받침된다. 메이요클리닉 연구자들이 노인 937명을 4년 가까이 추적하여 가장 자주 먹는 음식을 조사한 결과를 《알츠하이머병 저널》에 발표했다. 탄수화물 섭취량이 높은 그룹에서는 경도 인지 장애 또는 치매 발병 위험이 89퍼센트 증가했지만, 지방 섭취량이 높은 그룹에서는 44퍼센트 감소했다.[9]

간에 술만큼 치명적인 과당

알고 있었는가? 당은 알코올만큼 간 건강에 큰 위험을 초래할 수 있다. 간은 대량의 당, 특히 과당을 알코올처럼 독소 물질로 대사하기 때문이다.

모든 과당은 간에서 분해되며, 이때 몸에 더 많은 인슐린을 방출하도록 하여 지방 저장을 촉진한다. 사과를 먹을 때는 섬유질을 씹어서 분해하므로 과당이 간으로 천천히 이동해 이러한 문제가 발생하지 않지만, 온종일 탄산음료나 오렌지 주스(1컵당 과당 함량이 탄산음료보다 더 높다) 등 과당이 풍부한 음료를 마시면 간이 과부하 되어 대부분을 지방으로 전환한다.

체내에 지방을 저장할 수 있는 곳은 한정적이며, 간은 그중 하나다. 주요 해독 기관인 간이 지방 침전으로 가득 차면 자체 재생, 혈액 해독, 혈류의 과도한 포도당 제거 등 더 많은 일을 해야 한다. 이는 비알코올성 지방간 질환(NAFLD)으로 이어져, 간 섬유화를 불러오는 비알코올성 지방간염(NASH)으로 악화할 수 있다. 비알코올성 지방간염 발병자 중 약 25퍼센트는 비알코올성 간경화증으로 진행되어[10] 간 이식이 필요하다.

비알코올성 지방간 질환 및 지방간염 발병률은 1980년대 이후 두 배로 증가했다. 현재 미국인 약 600만 명(미국 성인의 약 31퍼센트와 아동의 약 13퍼센트)이 비알코올성 지방간 질환을 앓고 있으며, 60만 명이 비알코올성 지방간염과 관련한 간경화증을 앓고 있다.

당과 호르몬

당은 강력한 화학 전달 물질인 호르몬을 분비하는 내분비계에도 광범위한 영향을 미친다.

◆ **인슐린:** 인슐린은 혈당 수치를 조절하는 중요한 호르몬이다. 그러나 앞서 설명한 것처럼 당을 과다 섭취하여 인슐린 저항성이 생기면, 혈당만이 아니라 많은 다른 문제로 이어진다. 인슐린 저항성은 일반적으로 제2형 당뇨병과 대사증후군의 전조로 여겨진다. 대사증후군이란 고혈압, 복부 지방 과다, 낮은 고밀도지질단백질(HDL) 수치 등을 포함하는 일련의 증상이다.

인슐린 저항성은 전신에서 발생할 수 있다. 뇌에서는 알츠하이머병으로 나타나고, 신장에서는 만성 신장 질환을 촉진하며, 간에서는 제2형 당뇨병으로 이어진다. 이 장 전체에서 인슐린 저항성이 여러 흔한 질환에 어떤 역할을 하는지 살펴볼 것이다.

◆ **갑상샘 호르몬**: 갑상샘은 대사의 모든 것을 조절하는 호르몬을 분비하는 기관이다. 당이 직접적으로 유발하는 장 누수는 혈류의 독소 수치를 높이는데, 갑상샘은 이 독소에 매우 취약하다. 또한 당 섭취로 인한 인슐린 급증과 인슐린 저항성으로 인해 24시간 높게 유지되는 인슐린 수치 역시 갑상샘을 서서히 파괴한다.

기능이 손상된 갑상샘은 혈액에서 인슐린을 제거하는 인체의 능력을 저하시킨다. 그러면 갑상샘 기능 저하증(갑상샘 호르몬 수치가 너무 낮을 때)과 갑상샘 기능 항진증(갑상샘 호르몬 수치가 너무 높을 때), 하시모토병(면역계가 갑상샘을 공격하여 갑상샘 호르몬이 위험 수준으로 떨어지는 자가면역질환) 등 갑상샘 기능 장애로 이어지는 악순환이 발생한다. 인슐린 저항성은 갑상샘암 발병 위험 요인으로도 밝혀졌다.[11]

갑상샘 호르몬은 체중, 에너지 수준, 수면/기상 주기를 포함한 신체의 다양한 기능을 조절한다. 따라서 갑상샘 기능 장애가 있는 사람이 설탕을 줄이면, 몸이 회복되는 느낌을 받을 수 있다.

◆ **에스트로겐**: 당과 에스트로겐은 주로 지방을 통해 관련을 맺는다. 당을 과도하게 섭취하면 몸에 지방이 저장된다. 또한 당이 유발하는 장 누수는 몸에서 배출되지 못한 독소를 저장하는 공간인 지방세포 형성을 촉진한다. 당분을 많이 먹을수록 지방세포가 더 많이 형성되고 결과적으로 더 많은 에스트로겐이 만들어진다. 이렇게 지방에서 생성된 에스트로겐은 내분비계에서 생성된 에스트로

겐과 환경, 식수, 음식을 통해 노출되는 에스트로겐 유사 화학물질(제노에스트로겐xenoestrogen)에 더해진다.

이는 우리 몸을 에스트로겐 우세와 프로게스테론 결핍이라는 호르몬 불균형으로 이끈다. 호르몬 불균형은 월경전증후군(PMS), 월경전불쾌장애(PMDD), 통증을 동반한 경련, 불규칙한 생리 주기, 여드름 같은 일반적인 문제뿐만 아니라 다낭성난소증후군, 자궁내막증, 불임 같은 더 심각한 문제의 근본 원인이다. 소녀들이 점점 이른 나이에 사춘기에 진입하고 여성들이 더 일찍 폐경을 겪는 이유도 여기에 있다.

미국 여성에게 가장 흔한 호르몬 질환이며 18~44세 여성 인구의 최대 10퍼센트에 영향을 미치는 다낭성난소증후군은 인슐린 저항성과 직접 관계가 있다. 높은 인슐린 수치는 난소에 테스토스테론을 포함한 남성 호르몬(안드로겐)을 더 많이 분비하도록 지시하여 생식 시스템의 섬세한 호르몬 균형을 교란한다.

높은 당분 섭취는 자궁내막암 발병 위험 증가와도 연관이 있다. 14년 동안 폐경 후 여성 2만 3039명의 식단을 분석한 2013년 연구는, 가당 음료를 가장 많이 섭취한 여성이 가장 적게 마신 여성보다 자궁내막암 발병 위험이 78퍼센트 높다고 밝혔다.[12]

만약 생리통, 다낭성난소증후군, 불임 때문에 병원을 방문한다면, 의사는 애초에 당신의 호르몬이 왜 고장 났는지 근본 원인을 따져 보지 않고 호르몬을 투여할 것이다. 하지만 식단에서 설탕을 제거하면 과도한 에스트로겐의 주요 공급원이 사라져 생식 호르몬이 다시 자연스럽게 균형을 이루는 데 도움이 된다. 임신을 위해 노력 중이라면 이는 특히 중요하다. 간호사 건강 연구에서 8년간 8000명의 간호사를 추적한 결과, 고당 식단(고당분, 저섬유질 식단)을 먹으면 배란 장애와 관련한 불임을 겪을 확률이 거의 두 배 높은 것으로 나타났다.[13]

암세포는 설탕을 먹고 자란다

암은 미국에서 심장병의 바로 뒤를 잇는 두 번째 사망 원인이다. 매년 60만 명, 하루 평균 1643명이 암으로 목숨을 잃는다. 매일 일곱 대의 점보제트기가 하늘에서 추락해 탑승객 전원이 사망한다고 상상해 보자. 바로 그만큼의 사람들이 매일 암으로 사망한다.

"암은 설탕을 좋아한다"라는 말을 들어 본 적 있는가? 인체의 다른 세포와 달리 암은 지방을 연료로 사용할 수 없으며, 오로지 당분에 의지해 생존한다. 건강한 세포들이 사용하는 산소 대신 혐기성 호흡으로 알려진 발효에 의존해 에너지를 얻기 때문이다. 이 과정에서 지방은 발효되지 않고 설탕만 발효된다.

암세포가 어떻게 생겨나고 자라는지에 대한 메커니즘이 완전히 밝혀지진 않았지만, 건강한 세포가 산소를 이용해 에너지를 얻을 때 하나의 포도당 분자로 최대 36개의 아데노신삼인산(ATP, 미토콘드리아에서 생성되는 에너지 단위) 분자를 만들 수 있는 반면, 혐기성 호흡 과정은 단지 두 개의 ATP 분자만을 생성한다고 알려졌다. 간단히 말해, 암세포는 정상 세포와 같은 양의 에너지를 얻기 위해 18배 더 많은 당을 대사해야 한다.

따라서 암세포는 생존을 위해 그저 당이 필요한 정도가 아니라 엄청난 양의 당이 필요하다. 식단에서 당을 제거하면 마치 테러리스트의 자금 지원을 차단하는 것처럼 암이 퍼지는 것을 훨씬 어렵게 만들 수 있다. 요약하자면, 당은 우리의 친구가 아니라 암의 친구다.

심장 질환의 주범

90초마다 한 명이 심장 발작을 겪고, 두 명이 뇌졸중에 걸리며, 또 다른 한 명이 심혈관 질환으로 사망한다. 심장병은 미국에서 남녀 모두에게 가장 흔한 사망 원인이다.[14]

심장병이 이토록 흔한 이유는 설탕과 관련이 높다. 첫째로, 당은 대사증후군의 직접적인 원인이다. 고혈압, 고혈당, 복부 지방 과다 축적, 비정상적인 콜레스테롤 또는 중성지방 수치 등 여러 증상이 함께 나타나 심장병, 뇌졸중, 당뇨병 등의 위험을 증가시키는 대사증후군이야말로 심혈관 질환에 최악의 상황이라고 할 수 있다.

둘째, 앞서 언급했듯이 설탕의 높은 산성은 혈관과 장벽에 손상을 입혀 이 부위를 치료하기 위해 몸이 염증을 일으키도록 한다. 또한 당 섭취는 고혈압과도 연관이 있다. 당연히 당은 체중 증가를 유발하며, 과체중 역시 심장병의 주요 위험 요인이다.

2014년 《미국의사회 내과 학회지》에 발표된 연구에서 미국인 3만 1000명의 식단을 15년 동안 분석한 결과, 첨가당 섭취량이 많을수록 심혈관 질환으로 사망할 위험이 크다고 밝혀졌다. 하루 열량 섭취량의 25퍼센트 이상을 첨가당으로 섭취하는 사람은 10퍼센트 미만을 섭취하는 사람보다 심장병으로 사망할 가능성이 두 배 이상 컸다. 이러한 연관성은 나머지 식단이 건강했는지 아닌지와 관계없이 드러났다.[15] 이 연구팀은 "첨가당 섭취와 심혈관 질환 사망률 증가 사이의 유의미한 관련성을 관찰했다"라고 기술했다.

설탕과 심장 건강의 또 다른 연관성은 당, 특히 과당이 요산 수치를 증가시킨다는 점에 있다. 젖산과 마찬가지로 요산은 혈관 벽을 손상하며, 이는 콜레스테롤과 염증 반응을 통해 복구되어야 한다. 수천 건의 연구 논문에서 심장 질환의 특징인 당뇨, 고혈압, 뇌졸중과 요산 수치 증가의 강력한 관련성이 밝혀졌다.

건강 최우선 과제 : 설탕을 멀리하라

이렇듯 설탕을 섭취하면 장, 뇌, 간, 생체 시계, 호르몬, 심장 등 몸 전체가 대가를 치른다. 신체 내부(생명력에 중요한 역할을 하는 유익한 세균도 포함해)를 건강한 환경으로 만들기 위해서는 반드시 단음식과 탄수화물을 줄여야 한다. 당을 줄이면 우리 몸의 모든 기관과 시스템이 회복되고 상상 이상의 활력과 건강을 경험할 수 있다.

설탕에서 벗어나는 일이 중요하다는 것을 이해했으니, 이제 그 방법을 이야기할 차례다. 다음 장에서 탈설탕 프로그램에 대해 구체적으로 알아보자.

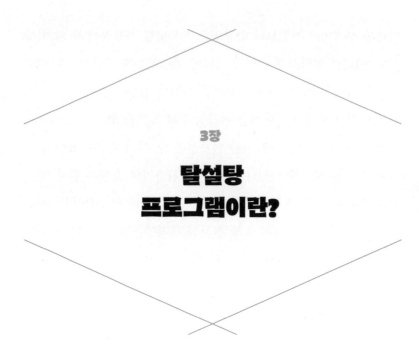

3장

탈설탕
프로그램이란?

1장과 2장을 통해 당신은 설탕이 얼마나 해로운지 더 잘 알게 되었다. 하지만 여기까지 읽고 나서 설탕을 끊는 일이 너무 어렵다고 생각해서 책을 덮지는 않길 바란다. 내가 안내하는 대로 따라오면 결코 어렵지 않다. 실제로 나는 수만 명의 사람이 설탕을 줄이고 지방을 태우는 몸으로 변신하도록 도왔다. 나 자신을 포함해서 말이다.

　그동안 내가 얻은 설탕과 건강에 관한 지식과 경험을 한데 모아 갈망을 없애고, 장 건강을 회복하고, 염증의 주요 원인을 제거하며, 체중을 줄이고, 상상만 했던 수준의 에너지와 활력을 얻는 데 필요한 모든 것을 제공하는 프로그램을 설계했다. 먼저, 이 프로그램이 왜 그렇게 독특하고 성공적인지 알아보자.

삶을 변화시키는 숫자 셋

새로운 습관을 만들고 탈설탕 프로그램을 성공으로 이끄는 세 가지 숫자가 있다. 시간의 검증을 거쳐 행동 변화의 중요한 구성 요소라고 입증된 이 숫자들을 하나씩 살펴보자.

- **7일**: 프로그램을 본격적으로 시작하기 전에 몸과 마음, 식료품 저장실을 정화하고 해독하는 기간이다. 이 기간에 성공을 위한 토대를 다진다. 마치 농부처럼 질 좋은 토양을 준비하면, 일일 식단을 바꾸기 시작할 때 몸에서 당신이 공급하는 좋은 음식들을 흡수할 준비가 될 것이다. 그러면 당신은 날아오를 수 있다. 설탕을 멀리하려면 신체만큼이나 마음가짐도 달라져야 한다.

- **21일**: 습관을 들이는 기간이다. 3주는 시작하기도 전에 포기할 만큼 길진 않지만, 진지한 추진력을 얻고 시련을 극복하면서 결의를 다지기에 충분한 시간이다.

- **90일**: 새로운 습관이 삶에 뿌리를 내리는 데 걸리는 시간이다. 다이어트는 목표 체중에 도달할 때까지 실행하고 이후에는 이전의 식습관으로 돌아간다. 하지만 탈설탕 프로그램은 다이어트가 아닌 라이프스타일을 지향한다. 다시는 절대 설탕을 먹지 않을 거라는 의미가 아니다. 이 프로그램으로 갈망이 사라지고 설탕을 좋아하지 않도록 맛봉오리가 바뀌기 때문이다. 그리고 식단의 다양성을 고려하여 원할 때 가끔 간식을 먹을 수도 있다(하지만 미각이 바뀌면 맛있는 간식에 대한 정의도 바뀌지 않을까).

첫 7일 동안에는 무엇을 먹을지 고민하고 신체 욕구를 조절하면서 롤러코스터를 타는 느낌이 들 수 있다. 설탕은 우리의 뇌와 몸, 일상생활, 문화에서 강력한 힘을 발휘하므로, 설탕 섭취 습관을 바꾸기 시작하면 심한 기복이 있으리라고 예상할 수 있다. 준비 단계 7일과 본격적인 21일 동안 항상 해야 할 일은 바로 오늘을 최선의 하루로 만드는 것에 집중하고, 완벽함이 아닌 꾸준한 발전을 목표로 삼는 것이다. 우리의 삶은 한 가지 힘에 통제된다. 바로 결정이다. 매 순간 최선의 결정을 내리는 일을 반복함으로써 우리는 성장한다. 그렇게 발전하고 성장할 때 당신은 삶의 모든 영역에서 에너지와 활력, 힘을 얻을 것이다.

약속하건대, 할수록 쉬워진다. 이 프로그램을 실천하면서 영양 결핍을 바로잡고 맛봉오리를 재설정하면 자율주행차를 탄 듯한 기분이 들 것이다. 경로는 스스로 계획해야 하지만, 구불구불한 샛길이 나올 때마다 스트레스를 받을 필요는 없어진다.

세 가지 원칙

나는 많은 고민을 거쳐 각 단계의 순서와 그 안에 담길 전략을 설계했으며, 이는 지난 20년 동안 내가 진료한 환자 12만여 명의 테스트를 거쳤다. 탈설탕 프로그램이 효과가 있는 이유는 이렇게 특정 순서로 단계별 전략을 제공할 뿐만 아니라, 다음과 같은 원칙을 따르기 때문이다.

첫째, 빼지 말고 더하라. 박탈은 효과가 없다. 혹은 효과가 있다 하더라도 오래가지 않는다. 이 책에서 제시하는 단계들을 알아내기 전에 나는 살면서 여러 번 설탕을 끊으려고 했지만 지속되지 않았다. 새로운 프로그램에 열광했다가 2주 후면 완전히 포기하기 일쑤였다. 1월 초에 헬스장에 사람이 확 몰렸다가 2월이 되면 원래대로 돌아가는 것과 같은 이유다. 오랜 기간 의지력을 발휘하다 보면 지치게 마련이다. 소수의 사람들은 특정한 음식(또는 중독된 어떤 것)을 완전히 포기하기로 결심하고 그 목표를 달성하기도 하지만, 우리 대부분은 그렇게 할 수 없다.

의지력이 오래가지 않는 큰 이유는 단순히 삶에서 무언가를 제거하는 것만으로는, 애초에 그것에 과도하게 의존하게 된 근본 원인을 해결할 수 없기 때문이다. 세포 수준까지 건강을 개선할 방법을 생각하기 시작하자, 비로소 내 식단에 지속적인 변화를 가져올 수 있었다.

빼는 것보다 더하는 것이 훨씬 매력적이다. 식단에 좋은 음식을 많이 추가할수록 나쁜 음식을 더 많이 몰아내고, 갈망의 악순환을 일으키는 영양 결핍, 장내 세균 불균형, 호르몬 불균형을 해결하는 데 도움이 된다.

둘째, 잡초 뽑기-씨뿌리기-물 주기. 최근에 맨해튼에서 여섯 살짜리 아들과 거리를 걷고 있었다. 우리는 막 철거되어 거대한 잔해 더미가 된 건물을 지나쳤다. 아들은 벽돌 더미를 제거하려고 공사장에 대기 중인 불도저를 보고 매우 흥분했다. 몇 주 안에 구덩이를 파고 기초 공사를 한 뒤 새 건물을 올리기 시작할 게 분명했다.

건강도 마찬가지다. 대부분 사람은 오랫동안 정제되고 가공된 탄수화물과 고당 식품을 먹어서 본인이 느끼든 느끼지 못하든 장 상태가 엉망이다. 이전 식습관으로 생겨난 독소, 나쁜 세균, 과도한 호르몬을 먼저 제거하지 않고는 새로운 음식을 추가할 수 없다. 먼저 오래된 벽돌을 제거하고, 몸에 새로운 기초를 세워야 한다. 그러고 나서야 새 건물을 지을 수 있다.

그래서 탈설탕 프로그램은 '잡초 뽑기-씨뿌리기-물 주기'의 세 가지 점진적 단계로 구성되어 있다. 첫 7일간의 잡초 뽑기 기간에는 몸과 마음, 식료품 저장실에서 설탕을 제거하는 해독 작업을 한다. 그다음 21일 동안에는 미네랄과 지방 등 영양소를 추가하여 새로운 건강의 씨앗을 뿌린다. 마지막으로 90일간 짙은 녹색 알칼리성 채소, 깨끗한 키토제닉 지방, 적당한 단백질, 낮은 탄수화물을 기초로 한 강력한 식단으로 우리 몸이 잘 자라도록 물을 줄 수 있다. 이는 다이어트를 넘어서 건강하고 활력이 넘치도록 설계된 라이프스타일이다.

셋째, 각 단계는 그 전 단계에 기반한다. 당신이 질려서 포기하지 않도록 잡초 뽑기와 씨뿌리기 부분을 실행 가능한 몇몇 단계들로 나눴다. 이는 마라톤과 같다. 훈련 없이는 42.195킬로미터를 단번에 달릴 수 없다. 준비를 해야 한다.

성공 가능성을 높이기 위해 나는 각 단계가 다음 단계의 효과를 강화하도록 주의 깊게 순서를 정했다. 따라서 한 단계씩 집중하다 보면 자신도 모르게 누적 효과가 생겨 엄청난 변화를 경험하게 된다. 궁극적으로 당신은 설탕이 일으키는 갈망, 에너지 기복, 체중 증가, 염증, 브레인 포그에서 자유로워지는 데 필요한 음식들을 자연스럽게 먹을 준비가 될 것이다.

지방 연소 엔진에 불을 붙여라

이 프로그램은 설탕에 의존하지 않을 뿐만 아니라, 설탕 대신 지방을 주요 에너지원으로 사용하는 것을 목표로 한다. 지방을 태우면 다음과 같은 놀라운 혜택을 얻는다.

* 세포 기능을 최적화한다.
* 전신의 산화 스트레스와 염증을 줄인다.
* 신체 내부를 청소하고 제대로 기능하지 않는 손상된 세포와 미토콘드리아를 제거하는 능력인 오토파지autophagy와 미토파지mitophagy를 자극한다.

일반적으로 당분 연소에서 지방 연소로 바뀌면 몸이 항상성을 유지하는 데 도움이 된다. 항상성이란 '균형'을 의미하는 과학 용어다. 항상성을 유지할 때 몸은 본래 시스템대로 스스로 치유할 수 있다. 예를 들어, 베여서 상처를 입었을 때 반창고와 연고가 상처를 낫게 하는 것이 아니라 몸이 스스로를 치유한다. 지방을 태우기 시작하면 신체 내부에서부터 치유 에너지가 확보된다.

지방 연소 모드로 전환하는 기본 원리는 다음과 같다.

- 탄수화물을 줄인다.
- 지방과 미네랄을 늘린다.
- 주로 식물 단백질을 적당량만 먹는다.

이런 원리에 따라 음식을 섭취할 때(이 전략을 단계별로 어떻게 실행할지는 곧 안내하겠다), 하루 식단은 다음과 같은 모습이 될 것이다.

탈설탕 프로그램 식단 구성

① 하루 열량의 50퍼센트는 건강한 지방에서 섭취한다.
- 건강한 기름: 코코넛유, MCT(중쇄지방산)유, 아보카도유, 엑스트라 버진 올리브유, 마카다미아유, 블랙커민씨유

- 견과류: 아몬드, 마카다미아, 호두, 피칸, 브라질너트, 캐슈너트, 피스타치오
- 씨앗: 치아씨, 아마씨, 대마씨
- 견과류 버터: 아몬드, 코코넛, 카카오, 마카다미아, 타히니 버터
- 아보카도

② 하루 열량의 20퍼센트는 미네랄이 풍부하고 녹말이 없는 채소에서 섭취한다.
- 짙은 녹색 잎채소: 시금치, 케일, 물냉이, 로메인 등
- 배추과 채소: 브로콜리, 콜리플라워, 청경채 등
- 유황이 든 채소: 양파, 무, 양배추 등

③ 하루 열량의 20퍼센트는 단백질에서 섭취한다.
- 식물 단백질: 치아씨, 아마씨, 대마씨, 후무스, 콩
- 자연산 어류, 목초 먹인 동물 단백질

④ 하루 열량의 10퍼센트는 섬유질이 풍부하고 천천히 타는 탄수화물과 저당 과일에서 섭취한다.
- 건강한 탄수화물: 퀴노아, 고구마, 보라색 고구마, 야생쌀wild rice, 호박 등
- 과일: 블루베리, 자몽, 딸기, 사과, 수박 등

먹는 시간과 횟수도 중요하다

음식의 종류 외에 우리가 신경 써야 할 또 다른 중요한 사항은 먹는 시간이다. 미국인은 하루 평균 열일곱 번 먹는다고 한다. 이렇게 쉬지 않고 먹으면 인슐린이 계속 혈류로 흘러나가 지방 저장을 유발하고 염증을 일으킨다. 또한 식욕을 조절하는 호르몬인 렙틴에 영향을 미쳐, 계속 배가 고파서 탄수화물을 찾게 된다. 아이러니하게도, 적게 먹으면 포만감을 더 오래 유지하는 데 도움이 된다. 호르몬을 재설정하고 인슐린과 렙틴 저항성을 제거하기 때문이다.

탈설탕 프로그램을 따르면 칼로리 섭취량이 반드시 줄지는 않아도, 식사 횟수는 확실히 줄 것이다. 우선 하루 세 끼 식사를 하고, 몸에 해로운 간식을 건강한 간식으로 바꾸는 것을 목표로 한다. 그 다음 단계는 중간에 간식을 먹지 않고 세 끼 식사만 하는 것이다. 체내의 잡초를 제거하고 씨앗을 뿌린 다음에는 궁극적으로 간헐적 단식이라는 방법으로 하루 두 끼만 식사하게 된다. 보통 아침을 거르고 점심과 저녁만 먹는 식이다.

케토시스 자가 측정

지방을 연료로 태울 수 있는 상태를 케토시스라고 한다. 케토시스는 몸이 지방을 연소할 때 생성되는 지방산인 케톤 또는 케톤체의 이름을 따서 명명되었다. 지방 연소를 시작하는 방법은 앞서 말한 대로 건강한 지방, 녹말이 없고 식이섬유가 풍부한 채소, 적당한 단백질, 적은 탄수화물로 구성된 식단을 따르는 것이다. 탄수화물을 적게 섭취하면 몸이 포도당 대신 지방을 에너지로 사용하게 되어 혈중 케톤 수치가 높아지므로 '케톤 다이어트'라는 이름이 붙었다.

이 식단을 실행하다 보면 케토시스로 전환되는 과정을 계속 지켜보고 싶어질 것이다. 이를 확인하는 두 가지 방법이 있다. 82쪽에 나오는 테스트를 활용하거나, 가정용 케톤 측정기를 구입해서 혈중 또는 호흡 케톤 수치를 검사하면 된다. 혈중 케톤을 측정하는 것이 가장 정확한 방법이다. 나는 손가락에서 피를 한 방울 뽑아 측정하는 이 방식을 선호한다. 또는 번거롭게 손가락을 찌를 필요 없이 호흡 케톤을 측정할 수 있는 기기도 있다.

케톤 수치가 1리터당 0.5에서 3밀리몰(mmol/L) 사이라면 케토시스에 해당한다. 이 수치는 단식(약 24시간 이상 음식을 섭취하지 않는 것으로, 정확한 시간은 사람과 상황에 따라 다름)을 하는 경우 8 또는 9까지 올라갈 수 있다.

소변 케톤 스트립을 사용하는 것은 더 저렴한 방법이지만, 정확도가 떨어진다. 몸이 케톤을 더 효율적으로 사용하게 되면 소변으로 배출되는 케톤의 양이 줄어들어 케토시스 상태에서 벗어나는 것처럼 보일 수 있지만, 실제로는 케토시스가 향상하는 중이다.

어떤 방법이든 하나를 선택해서 수치를 확인하자. 탈설탕 프로그램을 시작하기 전에 말이다. 아마 케톤 수치가 매우 낮거나 0에 가깝고 공복 혈당 수치가 다소 높을 것이다. 프로그램을 진행하면서 이 수치가 변화하는 것을 보면 계속 밀고 나갈 동기를 얻게 된다. 스스로 검사하면 더욱 관심과 애정이 생길 것이다.

당 연소 vs 지방 연소

자신이 당을 태우는 습관이 있는지, 아니면 지방을 태우는 습관이 있는 지 간단히 파악하려면 다음 10개 질문에 답해 보자(프로그램을 진행하면 서 이전 답을 지우고 새로운 답을 쓸 수도 있으니 연필을 사용하자). '예'라고 표시한 개수가 많을수록 당분을 연소하고 지방 저장 모드에 있을 확률 이 높다. 탈설탕 프로그램을 마칠 때까지 목표는 적어도 8개 이상에 '아 니요'라고 답하는 것이다.

	질문	예	아니요
1	지난 48시간 동안 알코올 음료를 2잔 이상 마신 적이 있나요?		
2	지난 24시간 동안 빵, 케이크, 쿠키 같은 정제 탄수화물, 설탕, 곡물을 1회 제공량 이상 섭취했나요?		
3	지난 24시간 동안 탄산음료(다이어트 탄산음료 포함), 감미료가 든 커피, 차, 음료수(에너지 드링크 포함), 과일 주스를 마신 적이 있나요?		
4	지난 24시간 동안 당분(빵, 감자, 유제품 포함)에 대한 갈망이 있었나요?		
5	지난 24시간 동안 간식을 먹은 적이 있나요?		
6	지난 48시간 동안 음식을 먹지 않고 지낸 연속 최대 시간(수면 시간 포함)이 12시간 이내인가요?		
7	감정을 해소하기 위해 음식을 먹나요? (예: 스트레스를 받으면 과식한다. 포만감을 느낀 후에도 계속 먹는다. 피곤하거나 화가 나거나 슬플 때 음식을 찾는다.)		

8	2시간마다 음식이 필요하다고 느끼고, 식사 후 3~4시간 안에 손이 떨리거나 머리가 어질어질한 느낌이 드나요?		
9	스트레스를 자주 받나요? (스트레스는 코르티솔 호르몬을 증가시켜 설탕 갈망과 지방 저장을 유발한다.)		
10	안 좋은 수면 습관을 갖고 있나요? (몸이 충분한 휴식을 취하지 못하면 대사가 감소하고 부신이 자극받아 지방 저장 모드로 전환된다.)		
총 개수			

아니요 1~4개: 설탕 중독이며, 당이 주요 연료 공급원이다.

아니요 5~7개: 당을 주 연료로 쓰고 있지만, 조금만 바꾸면 2~4주 안에 지방 연소로 전환할 수 있다.

아니요 8~10개: 지방을 태우는 몸이다.

케토시스와 케톤산증의 차이점

케토시스는 당뇨병(주로 제1형 당뇨병) 환자의 생명을 위협할 수도 있는 당뇨병성 케톤산증과 다르다. 케토시스에서 혈중 케톤 수치는 높아도 8~9mmol/L 정도지만, 케톤산증일 때는 15~25mmol/L에 이른다.

케톤산증의 또 다른 문제는 혈당 수치가 250~400mg/dl로 치솟는 다는 것이다. 제1형 당뇨병 환자의 신체는 혈당을 낮추거나 케톤 생성을 늦추는 인슐린을 충분히 생산하지 못한다. 따라서 혈당과 케톤이 위험한 수준까지 쌓이고 산성도가 높아져 매우 치명적인 상태가 된다. 제1형 당뇨병이 아니라면, 체내에서 생성되는 인슐린이 혈당을 낮추고 뇌가 생성된 케톤을 연소하므로 케톤산증에 걸릴 위험은 없다.

알아야 할 당 관련 수치

케톤 수치 외에 혈당 수치를 계속 관찰하여 당분이 건강에 얼마나 큰 영향을 미치는지 확인하는 것도 도움이 된다. 다음 두 가지 혈액 검사 중 공복 혈당은 집에서도 손쉽게 검사할 수 있고, 당화혈색소는 병원에서 검사할 수 있다.

* **공복 혈당:** 가정용 측정기가 필요하며, 음식이나 음료를 먹기 전 아침 일찍 측정하는 것이 좋다. 수치가 1데시리터당 70밀리그램(mg/dL) 이하면 이상적인 상태, 70~99는 건강한 상태, 100~124는 당뇨 전 단계, 125 이상이면 당뇨병이다.
* **당화혈색소:** 집에서 혈당 측정기를 사용할 때처럼 지난 몇 시간만이 아니라, 최근 4개월 동안의 혈당 수치를 알려 준다. 수치가 5.7퍼센트 미만이면 정상, 5.7~6.4퍼센트는 당뇨 전 단계, 6.5 이상이면 당뇨병이다. 미국 성인 3명 중 1명꼴인 약 8400만 명이 당뇨병 범위에 속한다고 추정된다.

혈액 검사에서 다음과 같은 **콜레스테롤 지표**도 알아 두면 좋다.

* 고밀도지질단백질(HDL): 60mg/dl 이상이면 가장 좋다.
* 중성지방: 100mg/dl 미만이 가장 좋다.
* 중성지방과 HDL의 비율: 1:1 또는 2:1 미만이 가장 좋다.
* 총콜레스테롤과 HDL의 비율: 3:1 미만이 가장 좋다.

3장 실행 계획

▸ 지방 연소로 전환하는 과정을 어떻게 추적할지 결정하라. 측정기를 살지, 82쪽의 테스트를 할지, 아니면 둘 다 할지 정하고 필요한 도구를 준비하자.

▸ 당을 태우는 습관이 얼마나 많은지 평가하고 그 결과를 기록하라(82쪽). 시간이 지나면서 '예'라고 답한 숫자가 줄어드는 것을 보면 의욕이 샘솟을 것이다.

▸ 책을 덮지 마라. 다음 장에서는 갈망을 극복하여 설탕의 노예가 되지 않는 방법을 배울 예정이다.

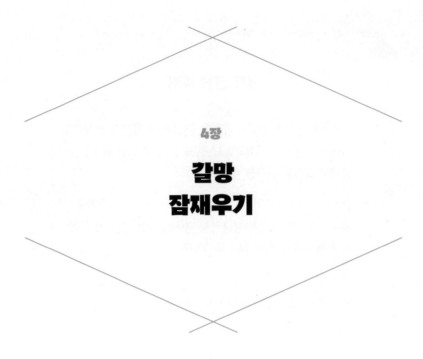

갈망
잠재우기

진료실에서 매일 이렇게 말하는 환자들을 만난다. "요구르트 아이스크림 없이는 살 수 없어요. 밤마다 한 통씩 먹어요." "빵을 너무 좋아해서 한 조각이 아니라 한 바구니를 앉은 자리에서 다 먹어요." 그들은 좋아하는 음식을 참을 수 없어서 조금만 먹으려다 결국 많이 먹게 된다. 한번 시작하면 정말 멈추기 어렵다.

나는 갈망이 뭔지 잘 알고 있다. 수십 년 동안 시달렸으니까. 단 것이 너무 당겨서 한밤중에 부엌에 몰래 들어가 초코 바를 먹곤 했다. 당시 약혼녀였던 아내 첼시가 포장지 바스락거리는 소리를 듣지 못하도록 말이다. 거기다 침대 옆 탁자 위에는 엠앤엠스 초콜릿 단지가 있었다. 한번은 그 단지에 엠앤엠스 대신 구미 베어(곰 모양의 젤리—옮긴이)를 넣어두었는데, 다음 날 아침에 일어나 보니 곰돌이들이 내 셔츠에 들러붙어 있었다. 증거를 남긴 것이다!

내 갈망은 말 그대로 통제 불능이었다. 월요일이나 새해가 되면 늘 사탕을 먹지 않겠다고 다짐했지만, 막상 갈망이 몰아치면 아무것도 나를 막을 수 없었다. 나는 환자들에게서 항상 이런 말을 듣는다. "내일부터 단것을 끊을 거예요." 이러한 다짐은 중독의 특징이다.

파스타나 빵을 갈망하는 사람들은 자신이 설탕 중독이라는 사실조차 깨닫지 못한다. 내가 지적해 주기 전까지는 곡물과 탄수화물이 사탕처럼 포도당으로 분해되어 인슐린 수치를 급격히 상승시킨다는 것을 모른다. 스테이크나 햄버거를 갈망하더라도 단백질을 너무 많이 섭취하면 간이 포도당신생합성을 통해 남은 단백질을 포도당으로 전환한다. 어떤 종류의 갈망이든 설탕 중독이 근본 원인일 가능성이 크다.

좋은 소식은 갈망을 극복할 수 있다는 것이다. 이 장에서는 갈망의 과학적 원리와 근본 원인을 파악하여 애초에 갈망을 예방하는 방법을 배운다. 또한 앞으로 닥쳐올 갈망을 박탈감 없이 이겨 내는데 도움이 되는 몇 가지 간식 전략도 알아볼 것이다.

갈망의 원인은 호르몬이다

또 내가 자주 듣는 이야기가 있다. "낮에는 괜찮아요. 아침과 점심을 건강하게 먹으니까요. 하지만 밤에는 어쩔 수 없어요." 어쩌면 낮에는 제대로 된 식사를 하기에 너무 바쁠지도 모른다. 그래서 단백질 바나 가향 요구르트, 과일 스무디로 대충 때운다. 또는 아침으로 베이글을 먹은 후에 점심은 건너뛰고 일하거나, 아침을 거르고 점심 미팅 때 샌드위치와 쿠키를 먹을 수도 있다. 어떤 식으로든 하루를 버틸 만한 정도로 당분과 탄수화물만 채우다가, 저녁때가 되어서야 배가 몹시 고프다는 것을 깨닫는다.

그때쯤에는 이미 너무 늦었다. 뇌가 굶주림 상태라고 판단하고 스트레스 반응 신호를 보낸다. 그러면 부신에서 코르티솔이 분비되고, 스트레스에 맞서 싸우거나 도망치는 데 필요한 연료인 당과 탄수화물을 갈망하라고 몸이 신호를 보낸다. 그러다 보면 눈 깜짝할 사이에 빵 봉지를 비우거나 아이스크림 한 통을 다 먹어 치우게 된다.

1장에서 설명했듯이, 단 음식이나 탄수화물을 먹으면 뇌에서 도파민이 분비된다. 그러면 도파민을 증가시키는 경험을 반복하고 싶어서 중독에 빠지게 된다. 동시에 혈당이 급상승하여, 췌장이 혈당 수치를 낮추려고 인슐린을 대량으로 분비한다. 혈류에 인슐린이 자주 넘쳐 나면 렙틴 수치도 따라서 높아지고, 결국 렙틴 저항성이 생긴다. 그러면 식사를 중단해야 할 때라는 메시지를 못 받게 된다.

로버트 러스티그 박사가 《단맛의 저주》에 썼듯이, 렙틴 저항성을 치유하는 것은 "체중 감량과 비만 유행병의 열쇠"다. 뇌가 렙틴을 감지하지 못하면 몸이 굶주리고 있다고 착각하여 더 많이 먹으라는 신호를 보내 에너지 저장을 늘린다.

배고픔을 억제하고, 체중을 감량하고, 갈망을 극복하고자 하는 사람들은 모두 렙틴 수치를 조절해야 한다. 그렇지 않으면 몸에 필요한 칼로리를 훨씬 초과하여, 도파민 분비를 유발하는 음식을 계속 먹고 싶어질 것이다. 순전히 쾌락을 위해 음식을 섭취하는 이러한 패턴은 매우 흔해서 최근에는 '쾌락성 허기hedonic hunger'라는 새로운 용어도 생겼다. 갈망은 생명을 유지하기 위한 욕구가 아니다. 쾌락에 대한 중독이다.

설탕에 중독된 사람들이 항상 단것을 갈망하는 이유도 렙틴 저항성 때문이다. 렙틴 민감성을 회복하는 핵심은 건강한 지방, 식물 섬유질, 더 많은 미네랄을 식단에 추가하는 것이다. 그러면 자연스럽게 설탕과 탄수화물을 몰아낼 수 있다. 앞으로 이어지는 장들에서 이 내용을 더 자세히 설명할 것이다.

우선은 비만과 심장병을 유발하는 건강에 해로운 지방도 있지만, 호르몬 불균형을 치유하고 지방을 연료로 태우는 데 도움이 되는 건강한 지방도 있다고만 알아 두자. 지방은 최고의 친구가 될 수도 있고 최악의 적이 될 수도 있다. 이 장에서는 지방을 이용하여 갈망을 극복하는 방법을 배운다.

맛봉오리는 바뀔 수 있다

세포가 인슐린과 렙틴에 둔감해질 수 있듯이, 맛봉오리도 단맛에 둔감해질 수 있다. 설탕을 점점 많이 먹어야 갈망이 충족된다고 느낀 적 있는가? 이는 미각이 둔감해져서 원하는 단맛을 다시 느끼려면 더 많이 먹어야 하기 때문이다. 심지어 갈망이 충족되었다는 느낌은 들지 않지만, 배가 너무 불러서 더는 먹을 수 없는 지경에 이를 수도 있다.

보통은 사과나 바나나 한 개, 블루베리 약간 정도면 단것에 대한 욕구가 충분히 채워진다. 하지만 설탕에 중독되어 맛봉오리가 둔감해진 사람이라면 시리얼 한 상자나 아이스크림 한 통(약 0.5리터), 쿠키 한 상자가 필요할 것이다.

좋은 소식은 몸의 세포가 끊임없이 재생한다는 점이다. 예를 들어 적혈구는 120일마다 재생하고 피부 세포는 약 27일마다 바뀐다. 맛봉오리도 예외는 아니어서 14일에 한 번씩 재생하여 그 주기가 훨씬 짧다.

맛봉오리의 민감성이 회복되면 음식 맛이 달라진다. 나쁜 음식은 맛이 없고 좋은 음식은 훨씬 더 맛있게 느껴진다. 내가 설탕에 중독되었을 때는 하루에 콜라를 석 잔씩 마셔도 맛이 좋았지만 브로콜리를 주면 토할 것 같았다. 지금은 반대의 상황이 되었다. 콜라 제조법이 바뀐 것이 아니라 내 입맛이 변한 것이다.

이제부터 단맛을 억제하는 건강한 지방과 미네랄을 더 많이 섭취하면 당신의 맛봉오리도 바뀔 것이다. 갈망의 악순환에 갇히게 만드는 음식을 끊고 나면, 쿠키 한 상자 대신 신선하고 영양이 풍부한 과일 한 조각을 먹고 싶어진다. 맛있고 건강한 대체 간식으로도 단맛을 즐길 수 있으며, 이런 간식은 먹어도 수명이 단축되지 않는다.

장담하건대, 설탕을 끊으면 건강에 좋은 음식이 단것이나 탄수화물만큼, 혹은 그보다 더 맛있게 느껴질 것이다!

똑똑한 간식을 더하라

갈망이 일어나는 주된 이유를 알았으니, 처음부터 갈망이 생기지 않도록 몸에 필요한 것을 공급하는 방법도 알 수 있다. 몸이 필요로 하는 것은 지방 연소 스위치를 켜는 건강한 지방과 갈망을 억제하는 데 유용한 미네랄이 풍부한 간식이다. 이런 간식은 급격히 변동하는 혈당 수치, 인슐린과 렙틴 저항성의 롤러코스터에서 내릴 수 있도록 도와준다. 포만감을 유지하도록 돕는 식이섬유도 적당히 들어 있다면 금상첨화다.

좀 더 현실적인 차원에서, 간식은 배고픔을 막을 수 있다. 아무리 의지력이 강한 사람이라도 배가 고프고 갈망이 생기면 원하는 음식에 손을 뻗을 테니까.

지금 당신의 목표는 몸에 좋지 않은 간식을 건강한 간식으로 바꾸는 것이다. 포만감을 주는 아래 간식 중 몇 가지를 집이나 사무실, 어디에서든 먹을 수 있게 준비해 두자.

갈망을 해소하는 간식

- 계피 가루와 코코넛유를 곁들인 으깬 고구마 1/3컵
- 아몬드, 카카오, 코코넛, 마카다미아 등 견과류 버터와 대마씨를 곁들인 셀러리 스틱 2~4개
- 견과류 버터와 계피 가루를 약간 뿌린 사과 2~3조각

- 아몬드, 마카다미아, 호두, 브라질너트, 피칸 등 생견과류 한 줌
- 호박씨 한 줌
- 아보카도 1/2개에 엑스트라 버진 올리브유 1큰술, 치아씨 1큰술, 커민, 소금과 후추 한 꼬집을 넣은 것
- 후무스 또는 과카몰레를 곁들인 채소 스틱
- 히말라야 핑크 소금 한 꼬집을 넣은 코코넛유 한 큰술

3단계 간식 전략

간식을 아예 피하는 것도 좋지만, 갈망을 해소하기 위해 똑똑한 간식을 이용한다면 다음과 같은 세 단계를 따르자.

- **1단계:** 물을 큰 컵으로 한 잔 마신다. 배고픔과 갈증은 뇌의 같은 부위에서 조절되기 때문에, 배고픔이 사실은 탈수증일 수 있다. 따라서 식욕이 일기 시작할 때 가장 먼저 해야 할 일은 물을 마시는 것이다. 이 단계를 더욱 효과적으로 실행하려면 레몬이나 라임 한 조각을 짜서 넣고(거나) 히말라야 핑크 소금을 조금 넣어 수분과 함께 미량 미네랄을 공급하자. 그런 다음 10분에서 15분 정도 기다린다.
- **2단계:** 여전히 배가 고픈데 기운이 남아 있다면 빠르게 걷기 운동을 한다. 호르몬 조절을 돕고, 혈액에 산소를 공급하며, 전반적

으로 기분이 좋아지고 건강해진다. 건강하다고 느끼면 몸에 해로운 음식에 손을 뻗을 가능성이 줄어든다. 특히 갈망이 감정적 요인 때문이라면 운동이 이를 해소하는 데 도움이 된다. 꼭 오래 걸을 필요는 없다. 시간이 된다면 동네를 한 바퀴 돌거나 사무실 주변을 걸어도 좋다. 또는 팔 벌려 뛰기를 25회 할 수도 있다. 움직임 motion이 곧 감정emotion이라는 사실을 기억하자!

◆ **3단계**: 아직도 배가 고프다면 똑똑한 간식을 먹는다.

갈망이 실제로 의미하는 것

코르티솔, 포도당, 인슐린, 렙틴의 일반적인 상호작용 외에도, 모든 특정한 갈망은 몸이 해결하고자 하는 불균형을 드러낸다. 갈망을 흔히 유발하는 음식 목록을 살펴보며 내 몸이 진정으로 필요로 하는 것이 무엇인지 알아보자.

❶ **단것을 갈망한다면?** (쿠키, 초콜릿, 케이크, 사탕, 파이, 가당 커피 음료 등)

실제로 갈망하는 것: 행복감, 에너지, 당분.

부족할 가능성이 큰 영양소: 마그네슘(특히), 칼륨, 탄산수소나트륨, 미량 미네랄(칼슘, 마그네슘, 나트륨, 칼륨, 인, 유황, 염소의 일곱 가지 주요 미네랄을 제외한 나머지 미네랄—옮긴이), 건강한 지방.

의미: 마그네슘 결핍이다(초콜릿은 실제로 마그네슘 함량이 높다). 미네랄 결핍의 일반적인 원인은 설탕을 많이 섭취하거나 장이 새는 경우다. 특히 초콜릿이 먹고 싶다면 외로움이나 슬픔을 느끼는 상

태일 수 있다. 초콜릿은 기분을 좋게 하는 폴리페놀이 풍부하고,[1] 초콜릿을 보거나 냄새를 맡는 것만으로도 뇌의 쾌락 중추를 자극할 수 있기 때문이다.[2] 여성이라면, 월경 전주에 급증하는 프로게스테론을 만들어 내기 위해 자연적으로 탄수화물이 더 필요하다. 앞서 말했듯 스트레스를 받아도 부신에서 분비되는 코르티솔이 단 음식을 갈망하게 만든다.

대안: 마그네슘과 기타 미네랄이 풍부한 녹색 잎채소, 히말라야 핑크 소금을 뿌린 아보카도 반 개, 다크 초콜릿(카카오 80퍼센트 이상) 30그램, 고구마나 구운 호박처럼 비교적 당 함량이 낮은 천연 녹말 식품을 섭취하라. 엡솜epsom 소금 목욕을 시도해 볼 수도 있다. 엡솜 소금의 주성분인 황산마그네슘이 피부로 흡수될 뿐 아니라, 따뜻한 물로 목욕하면 스트레스를 해소하는 데 도움이 된다.

❷ 정제 곡물을 갈망한다면? (흰밥, 빵, 파스타, 크래커 등)

실제로 갈망하는 것: 에너지, 평온함, 당분.

부족할 가능성이 큰 영양소: 마그네슘, 칼륨, 탄산수소나트륨, 미량 미네랄 등 무기염류.

의미: 정제 곡물은 포도당으로 분해되므로 이러한 곡물을 갈망하는 것은 단 음식을 갈망하는 것과 같은 이유이며, 설탕에 중독되었다는 뜻이다. 몸은 포도당 분자를 중화하기 위해 마그네슘과 같은 미네랄을 사용하기 때문에 결과적으로 미네랄 결핍일 가능성이 크다.

대안: 콜리플라워 라이스, 해초면을 사용해 갈망하는 음식의 식감

을 재현하거나 고구마, 퀴노아 등 정제되지 않은 통탄수화물을 식단에 포함시켜 보자. 미네랄 섭취량을 늘리려면 녹색 잎채소를 더 많이 먹고 히말라야 핑크 소금처럼 미네랄이 풍부한 소금을 쓴다. 그리고 처음부터 갈망을 줄이려면 건강한 지방을 더 많이 섭취하라.

❸ **짭짤한 음식을 갈망한다면? (감자 칩, 감자튀김, 피자, 프레즐 등)**

실제로 갈망하는 것: 미네랄. 우리 몸은 이러한 음식에 들어간 식탁용 소금이 아니라, 일반적으로 천연 소금에 함유된 미량 미네랄을 갈망하는 것이다. 또한 물도 원한다.

부족할 가능성이 큰 영양소: 마그네슘, 칼륨, 탄산수소나트륨, 미량 미네랄 등 무기염류.

의미: 천연 소금은 미네랄을 공급하는 역할을 하므로, 소금을 갈망한다면 이러한 필수 영양소가 부족할 가능성이 크다. 게다가 짭짤한 스낵의 바삭바삭한 식감은 그 자체로 스트레스 해소에 도움이 된다. 또한 짠 음식이 당기는 것은 역설적으로 탈수증을 의미할 수 있는데, 소금이 체내 수분을 유지하도록 하기 때문이다.

대안: 히말라야 핑크 소금 한 꼬집을 코코넛유 한 큰술에 넣거나, 물 1리터에 타서 마신다. 스낵이 먹고 싶으면 셀러리, 붉은 피망, 당근 등의 채소 스틱이나 케일 칩을 후무스에 찍어 먹어도 좋다.

❹ **고기를 갈망한다면? (스테이크, 버거, 삼겹살, 치킨 등)**

실제로 갈망하는 것: 단백질, 지방, 당분.

부족할 가능성이 큰 영양소: 철분, 비타민 B_{12}, 건강한 지방.

의미: 건강한 지방이 부족하다는 신호다. 지방이 많은 고기는 철분과 비타민 B_{12}도 다량 함유하므로, 두 영양소 중 하나 또는 둘 다 부족하다는 뜻이기도 하다. 또한 과도한 단백질은 포도당으로 분해되므로 이러한 갈망은 당 중독을 유발할 수 있다.

대안: 철분만 보충하면 암 발생 위험이 커지므로 녹즙이나 채소 분말을 추천한다. 채소에 녹색을 띠게 하는 엽록소는 적혈구를 만들 때 철분과 비슷한 기능을 한다. 또한 건강한 지방 섭취를 늘려라.

❺ 유제품을 갈망한다면? (우유, 치즈, 아이스크림, 요구르트 등)

실제로 갈망하는 것: 긴장 이완, 당, 지방.

부족할 가능성이 큰 영양소: 마그네슘, 칼륨, 탄산수소나트륨, 미량 미네랄과 같은 무기염류, 건강한 지방, 비타민 A, 비타민 D.

의미: 우유는 그 자체로 유당 함량이 높은 데다, 많은 유제품에는 다량의 당분이 첨가된다. 따라서 유제품에 대한 갈망은 종종 설탕에 대한 갈망을 위장한 것이다. 또한 일반 우유, 치즈, 아이스크림 모두 지방 함량이 높기 때문에, 지방이 필요하다는 뜻일 수도 있다. 많은 의사와 영양학자는 유제품에 풍부한 비타민 A나 D가 부족하다는 신호로 간주하기도 한다.

대안: 유제품이 먹고 싶을 때는 크리미한 질감을 원하는 것일 수 있다. 아보카도를 섭취하면 기름진 부드러움과 함께 에너지와 기분 전환 효과를 얻을 수 있다. 또한 코코넛 밀크도 훌륭한 대체품이다. 저당 스무디나 카레에 넣어 보라.

갈망을 물리치는 바이오 해킹

내가 그랬듯이 당에 대한 갈망이 정말 강한 사람들을 위해, '지금 당장 단것을 먹고 싶다'는 느낌을 줄이는 데 도움이 되는 바이오 해킹(생명공학 기술을 이용하여 인간의 신체나 인지 능력을 개선하려는 시도—옮긴이)을 소개한다.

* **크롬**: 혈당 조절을 개선하고 혈당 균형을 유지하는 데 도움을 준다. 인슐린의 작용을 강화하고 인슐린 저항성을 감소시켜 갈망을 억제한다. 참고로 크롬 수치는 나이가 들면서 감소한다. 권장하는 종류는 100퍼센트 천연 GTF 크롬이다. 복용법은 제품 설명서에 적힌 지침을 따르라.

* **짐네마**gymnema: 이 허브는 단맛을 억제하는 효과 덕분에 '설탕 파괴자'로 불린다. 또한 혈당 조절을 돕고 신장에 영양을 공급하며 탄수화물 대사를 지원한다. 하루 2회, 첫 식사와 마지막 식사에 각각 100밀리그램 1정씩 복용한다.

* **올리브유와 레몬즙**: 간과 쓸개를 정화하여 특히 복부 지방 감량에 도움이 된다. 유기농 레몬 1/2개를 즙을 내어 엑스트라 버진 올리브유 1큰술에 섞어서 갈망이라는 괴물이 나타날 때마다 공복에 마신다. 또는 아침에 마시면 갈망을 미리 막을 수 있다.

* **사과 사이다 식초와 실론 계피**: 실론 계피는 혈당을 조절하고, 사과 사이다 식초는 인슐린 기능과 인슐린 저항성을 개선하며 공복 혈당과 당화혈색소 수치를 낮출 수 있다. 실론 계피 가루 1작은술, 사과 사이다 식초 1큰술, 히말라야 핑크 소금 한 꼬집을 물에 섞는다. 하루 중 언제든 한 잔씩 마시면 갈망을 억제할 수 있다.

※ 보충제를 복용하기 전에 의사와 상의하라.

가장 위험한 형태의 당

당은 크게 단당류(당 분자 한 개)와 이당류(당 분자 두 개)로 나뉜다. 두 가지 주요 단당류는 포도당과 과당이며, 주요 이당류는 자당(흔히 아는 백설탕으로, 포도당과 과당으로 구성), 유당(우유에서 발견되며 갈락토스와 포도당으로 구성), 맥아당(다양한 형태의 포도당으로 구성되며 맥주에 함유)이다. 각 당에는 고유한 특성과 장단점이 있는데, 이 중 과당은 인체에 가장 파괴적인 물질이다.

우선, 과당은 자당보다 1.5배 더 달콤하다. 음식에 과당이 많이 함유될수록 단맛이 강해진다. 그래서 많은 식품 제조업체가 과당을 사용하며, 주로 고과당 옥수수 시럽의 형태다.

포도당이나 자당과 달리 과당은 간에서 분해되므로, 이미 열심히 일하고 있는 이 해독 기관에 과중한 부담을 줄 수 있다. 과당은 간에서 심장 질환과 관련된 지방산인 중성지방으로 전환되거나, 간 내에 지방으로 저장되어 지방간 질환을 유발할 수 있다.

또한 인슐린 민감성을 손상해 인슐린 수치를 높이고 그에 따라 혈중 렙틴 수치도 높이는데, 이 모든 것이 식욕, 체중 증가, 제2형 당뇨병 및 뇌의 인슐린 저항성(즉, 치매) 위험 증가로 이어진다고 밝혀졌다. 과당 분자 한 개를 중화시키는 데 마그네슘 분자 56개가 필요하며(포도당 분자 한 개당 마그네슘 분자 28개가 필요한 것과 대조적으로), 과당은 당화 작용을 포도당보다 최대 30배 증가시킨다(3장에서 설명했듯이 당이 단백질과 결합하는 과정인 당화는 노화, 알츠하이머병과 같은 신경 퇴행성 질환과 관련이 있다).

무엇보다도 미국인의 칼로리 공급원 1위는 탄산음료와 각종 가공식품에 들어 있는 고과당 옥수수 시럽, 즉 액상과당(HFCS)이다. 식품업계에서 액상과당을 사용하는 이유는 옥수수 재배 농가에 제공되는 보조금 덕분에 생산 비용이 저렴하고 저장 및 운송이 쉽기 때문이다.

인체는 액상과당을 일반 당과 다르게 처리한다. 간은 매우 빠르게 진행되는 액상과당의 분해 속도를 따라잡을 수 없으므로, 혈당이 더 빨리 치솟아 지방으로 저장된다. 따라서 다른 당을 먹을 때보다 더 빨리 비만이 되고 당뇨병 같은 건강 문제가 발생할 수 있다.

성장기 어린이의 신체는 사탕, 가공식품, 과일 주스, 기타 당 함유 음료에서 섭취하는 과당의 양을 감당할 수 없어 위험이 훨씬 크다. 어린 나이부터 이런 식습관이 형성되면 몸에 더 많은 손상이 축적되고, 그 결과 미토콘드리아와 세포 대사가 망가져서 더 쉽게 살이 찌고 독성이 쌓이게 된다.

음식에 주의를 기울이지 않으면 과당을 피하기가 매우 어렵다. 우리를 쾌락으로 이끌어 끝없는 배고픔의 함정에 빠지게 하는 이런 음식들은 식료품점의 거의 모든 코너에, 심지어 과일과 채소 코너에도 버젓이 숨어 있다.

과일은 랜찮지만 주스는 피하라

대부분 과일에는 과당이 함유되어 있으며, 모든 당분은 몸에 비슷한 결과를 초래한다. 그렇지만 과일에는 섬유질, 크롬, 수분, 기타 영양소 등 당분이 혈류로 흡수되는 속도를 늦추고 건강에 도움이 되는 다양한 성분이 함께 들어 있다. 따라서 모든 과일에 완전히 작별 인사를 할 필요는 없다. 다만 좋아하는 과일의 당 함량을 알아 두고 그에 따라 선택해야 한다.

일반적으로 과일은 제철에만 먹는 것이 좋다(여름에는 베리류, 가을에는 사과, 겨울에는 감귤류 등). 식사와 별개로 과일만 먹어도 좋지만, 나는 혈당과 인슐린 수치 조절을 고려해 적당한 당도의 과일과 건강한 지방을 함께 먹기를 권한다. 예를 들어, 베리류에 코코넛 버터와 민트를 곁들이거나, 사과에 견과류 버터를 곁들이는 식이다. 지방은 과일의 당분 대사를 늦추어 인슐린 급증을 막을 수 있다.

과일은 소화 속도가 매우 빨라 20~30분 안에 소화관을 모두 통과할 수 있으므로 푸짐한 식사와 함께 먹거나 그 후에 디저트로 먹는 것은 좋지 않다. 그러면 과일이 다른 음식 위에 얹혀서 부패하기 시작하며, 이는 교통 체증과 다름없다. 특히 멜론은 항상 단독으로 먹어야 한다. 가능하면 과일을 먹은 후 한 시간 정도 기다렸다가 다른 음식을 먹도록 하라.

분명히 말하지만, 여기서 말하는 과일은 주스가 아닌 통과일이다. 레몬이나 라임, 자몽 즙을 짜서 물에 타 마시는 것이 아니라면, 과일 주스는 결국 탄산음료보다 나을 것이 없으니 피하는 게 낫다.

과일 주스의 문제는 당분 대사를 늦추는 모든 천연 성분, 즉 섬유질과 비타민 C, 크롬이 제거되어 있다는 점이다. 그러면 오로지 당분만 섭취하게 되므로 몸에 과당 쓰나미가 밀려온다. 과일 주스는 탄산음료만큼이나 칼로리가 높은 데다, 오렌지 주스 1온스당 18그

과일별 당 함량

과일(100g 기준)	총 당류(g)	총 과당(g)
저당 과일(단독으로 섭취 가능)		
라임	0.4	0.2
레몬	2.5	0.8
아보카도	0.9	0.2
토마토	2.8	1.4
중간 당도 과일(하루 1회 제공량으로 제한하고 건강한 지방과 함께 섭취)		
딸기	5.8	2.5
파파야	5.9	2.7
자몽	6.2	1.2
무화과	6.9	2.8
블루베리	7.3	3.6
자두	7.5	1.8
귤	7.7	0
천도복숭아	8.5	0
복숭아	8.7	1.3
사과	9	5
수박	9	3.3
당도가 높은 과일(하루에 한 개 이하로 항상 건강한 지방과 함께 섭취)		
오렌지	9.2	2.5
살구	9.3	0.7
라즈베리	9.5	3.2
석류	10.1	4.7
키위	10.5	4.3
배	10.5	6.4
파인애플	11.9	2.1
체리	14.6	6.2
망고	14.8	2.9
바나나	15.6	2.7

램의 과당을 함유하고 있어 1온스당 1.7그램의 과당이 든 탄산음료 보다 더 건강에 좋지 않다.[3]

저당 대체 식품

식단에서 설탕과 탄수화물의 양을 즉시 줄여 갈망에서 벗어나려면, 기존 고당 식품을 아래 목록의 저당 대체 식품으로 바꾸자.

일반 식품	저당 대체 식품
주스, 탄산음료	(저당) 과일 조각을 넣은 물
시판 샐러드드레싱	레몬즙을 넣은 엑스트라 버진 올리브유
과자, 크래커	후무스 또는 과카몰레를 곁들인 채소 스틱
아이스크림	코코넛 버터와 다진 민트를 곁들인 베리류
밀크 초콜릿	다크 초콜릿, 생카카오 파우더로 만든 스무디
백설탕, 흑설탕	스테비아, 나한과(몽크 프룻)
메이플 시럽, 가공 꿀	마누카 꿀, 블랙스트랩 당밀
케첩	신선한 살사 소스
발사믹 식초	레드/화이트 와인 식초, 샴페인 식초, 사과 사이다 식초, 레몬 주스
칠리소스	설탕이 첨가되지 않은 살사 소스
크림치즈	아보카도
휘핑크림	휘핑 코코넛 밀크
빵, 쌀, 파스타	고구마, 보라색 고구마, 퀴노아, 야생쌀

든든한 지원군, 식이섬유

섬유질이 중요한 이유는 위가 비워지는 속도를 늦추어 포만감을 더 오래 느끼게 해 주기 때문이다. 미네랄이 풍부한 채소는 식이섬유의 좋은 공급원이지만, 하루에 30~50그램의 식이섬유를 섭취하려면 채소만으로는 충분하지 않다. 섬유질이 풍부하고 천천히 연소하는 탄수화물이 필요하다.

이러한 복합 탄수화물은 혈당이나 인슐린을 급격히 증가시키지 않는다. 오히려 탄수화물에 든 섬유질 덕분에 포도당이 혈류로 흡수되는 속도가 느려져 혈당 균형을 유지하는 데 도움이 된다. 또한 섬유질은 장내 유익균의 먹이가 될 뿐만 아니라 장을 청소해 소화기관을 건강하게 만든다. 식이섬유는 갈망을 억제하고 지방을 연소하는 데도 든든한 지원군이다.

내가 좋아하는 복합 탄수화물로는 퀴노아, 야생쌀, 고구마, 버터넛 스쿼시(땅콩 호박), 렌틸콩, 병아리콩, 후무스, 녹두, 호박, 자주감자, 참마, 치아씨 등이 있다. 이러한 식품을 하루 칼로리의 10퍼센트, 즉 하루 1~2회 제공량(1회 제공량은 1/2컵) 섭취하는 것을 목표로 하라.

천연 감미료가 더 좋을까?

천연 당이 건강에 더 좋은지 아닌지 논란이 많다. 과일이 그렇듯 모든 당은 공급원에 상관없이 우리 몸을 당 연소 모드에 머물게 하고 어떤 식으로든 부정적 영향을 미친다. 또한 과당이 최대 90퍼센트 함유된 아가베 시럽과 같은 일부 천연 감미료는 백설탕보다 더 해로울 수 있다. 하지만 아래 표에서 보듯이 과당이 전혀 없는 감미료도 있다.

감미료	과당 비율(%)
스테비아	0
자일리톨	0
나한과(몽크 프룻)	0
야콘 시럽	7
코코넛 설탕	38
꿀	40
메이플 시럽	40
백설탕	50
고과당 옥수수 시럽(액상과당)	55
아가베 시럽	90

내가 가장 좋아하는 천연 감미료는 나한과(몽크 프룻)와 스테비아다. 나한과는 인슐린을 급증시키지 않는 중국 전통 베리류다. 스테비아는 같은 이름의 식물 잎에서 추출한 감미료로, 역시 인슐린을 올리지 않는다. 스테비아의 유일한 문제점은 약간 쓴맛이 날 수 있다는 것인데, 그래서 나는 '쓴맛을 없앤unbitterized' 스테비아를 선호한다.

자일리톨은 장과 개를 죽일 수 있다

자일리톨은 자당만큼 달지만 칼로리는 3분의 2에 불과하고, 혈당 수치에 미치는 영향이 미미한 당알코올이다. 다른 감미료보다 저렴하고 맛이 좋으며 인체에서 인슐린 분비를 거의 일으키지 않는다. 이러한 이유로 어떤 사람들은 자일리톨이 안전한 설탕 대체품이라고 말한다. 껌에서 쿠키에 이르는 다양한 식품은 물론 치약과 건강 보조 식품에도 자일리톨이 들어간다.

하지만 치과 전문가인 게리 큐라톨라Gerry Curatola 박사와 인터뷰했을 때, 그는 자일리톨이 독약이라고 말했다. 자일리톨은 주로 GMO(유전자 변형 생물) 옥수수 속대를 수소화하여 만드는 합성 화학 물질로, 입안과 장내의 유익한 세균을 심각하게 파괴한다.

게다가 자일리톨은 개에게 치명적이다. 2016년 5월 《월스트리트 저널》은 자일리톨이 개를 죽음에 이르게 할 수 있다는 FDA의 경고를 보도했다. 개가 자일리톨을 섭취하면 약 30분 이내에 빠르고 완전히 흡수되며, 소량으로도 위험한 인슐린 급상승과 혈당 급강하를 일으킬 수 있다. 이 성분이 사람을 죽일 만큼 독성이 강하지 않다고 해서 먹어도 괜찮다는 의미는 아니며, 장내 가스와 설사를 유발할 수 있다. 이는 자일리톨이 인체에 천천히 흡수되기 때문이다.

인공 감미료에 관한 진실

많은 사람이 인공 감미료를 사용하면 설탕의 해로운 영향 없이 단맛을 느낄 수 있다고 생각하지만, 안타깝게도 그렇지 않다. 사실 인공 감미료는 자연 유래 당보다 더 나쁘다.

인공 감미료는 뇌와 몸을 속인다. 설탕을 먹으면 혈당 수치가 올라가므로 우리는 당을 얼마나 섭취했는지 판단할 수 있다. 하지만 인공 감미료를 먹으면 몸에서 기다리고 있던 칼로리가 공급되지 않으므로 공복감이 여전히 남아 있다. 그래서 단맛에 대한 욕구를 충족시키려고 탄수화물 갈망이 커진다.

연구에 따르면 인공 감미료는 일반적으로 식욕을 증가시키고, 특히 탄수화물 갈망을 증가시키며, 인체가 더 많은 지방을 저장하도록 신호를 보내는 대사의 악순환을 촉발한다.[4] 한 심장 연구에서 25년 동안 사람들을 추적 조사한 결과, 다이어트 탄산음료를 하루에 한 잔씩 마실 때마다 과체중이 될 확률이 65퍼센트, 비만이 될 확률이 41퍼센트 높아졌다고 한다.[5]

인슐린 요구량을 줄이기 위해 당 섭취를 제한하고 인공 감미료에 의존하는 당뇨병 환자의 경우, 인공 감미료가 탄수화물 섭취를 부추겨 인슐린 민감성이 악화할 수 있으므로 특히 해롭다. 설탕을 먹지 않으니 괜찮다고 생각하지만, 실은 더 깊은 수렁에 빠지는 셈이다.

인공 감미료에는 다음과 같은 세 가지 기본 유형이 있다.

+ **아스파탐**aspartame: 설탕보다 200배 더 달며 무설탕 껌, 다이어트 탄산음료, 비타민, 가향 요구르트 등에 사용된다. 성분의 90퍼센트가 페닐알라닌과 아스파르트산이라는 두 가지 아미노산으로 구성되는데, 이들은 렙틴과 인슐린을 혈류로 빠르게 방출시킨다. 페닐알라닌은 세로토닌을 포함한 신경전달물질을 낮추고 포만감을 줄여

과식을 유발할 수 있다. 나머지 10퍼센트를 이루는 메탄올은 신경 독소로, 체내에서 분해되어 폼알데하이드로 변한다. 폼알데하이드는 혈액의 산성도를 높이고 신장 문제와 시력 및 장기 기능 장애를 일으킬 수 있다. 이 외에도 아스파탐은 식욕과 칼로리 섭취를 증가시킨다고 여러 차례 밝혀졌다.[6]

• **수크랄로스**sucralose: 연구에서 장내 세균을 최대 50퍼센트까지 감소시킬 수 있다고 나타났다.[7] 그 이유는 수크랄로스가 소화 과정에서 분해되지 않고 그대로 대장에 도달하여, 장내 세균이 이를 먹고 죽기 때문이다. 수크랄로스는 지방세포에도 축적되며,[8] 간 및 신장 손상과 관련이 있다.[9] 제2형 당뇨병 환자가 혈당과 인슐린 수치를 낮추려고 수크랄로스를 섭취하는 경우가 많은데, 수크랄로스를 섭취한 비만 환자는 대조군보다 혈당과 인슐린이 더 많이 증가하고 인슐린 제거 속도가 느리다고 밝혀졌다.[10] 인슐린이 있으면 인체가 지방을 연료로 태울 수 없다.[11]

• **사카린**saccharin: 사카린과 아스파탐은 칼로리 섭취와 무관하게 설탕보다 체중 증가를 더 많이 유발한다. 또한 사카린은 FDA에서 안전하다고 간주하는 모든 인공 당류 중에서 세포와 세포 내 DNA에 가장 크고 광범위한 손상을 입힌다.[12]

체중 감량을 위해 다이어트 탄산음료를 마시고 있다면, 자신도 모르게 탄수화물 의존도를 높이고, 체내 환경을 산성으로 만들며, 인공 감미료의 독소를 지방에 저장하도록(혈액과 장기를 보호하기 위해) 몸에 신호를 보내고 있는 셈이다.

인공 감미료는 칼로리 계산이 체중 감량에 쓸모없다는 것을 보여 주는 예이기도 하다. 인공 감미료는 엄밀히 말하면 칼로리가 없거나 매우 낮지만, 결과적으로 더 많이 먹게 되어 설탕을 섭취할 때와 마찬가지로 혈당과 인슐린 반응이 일어난다.

다이어트 탄산음료에 중독된 사람을 진료할 때, 나는 탄산음료를 마셔도 되지만 그 직전에 녹즙을 먼저 마셔야 한다고 말한다. 녹즙을 마시면 양치질한 직후에 음식이 맛없게 느껴지는 것처럼 단맛이 덜 맛있어진다. 또한 녹즙은 독소를 몸 밖으로 배출하는 데 필요한 미네랄을 제공한다.

탄산음료를 당장 끊는 대신 녹즙을 더하라고 조언하면서, 나는 그 사람이 맛봉오리가 바뀌어 자연스럽게 탄산음료를 끊게 되기를 희망한다. 당신이 스스로 선택해 주도적으로 끊는다면, 내 조언을 듣고 끊을 때보다 훨씬 더 강력한 효과를 낼 것이다.

4장 실행 계획

▶ 91쪽 '갈망을 해소하는 간식' 중 몇 가지를 준비한다.

▶ 간식을 먹기 전에 92쪽 '3단계 간식 전략'을 실행한다.

▶ 101쪽 '과일별 당 함량'을 참고하여 당장 과일 섭취량을 조절한다.

▶ 갈망이 일면 102쪽의 저당 대체 식품 중 하나를 먹는다.

▶ 과당이 든 과일 주스와 탄산음료, 다이어트 탄산음료를 피한다. 아스파탐, 수크랄로스, 사카린이 들어간 음식을 꼭 먹어야 한다면 녹즙을 먼저 마신다.

1부

잡초 뽑기

GET OFF YOUR SUGAR

5장

준비 단계
몸과 마음, 식료품 저장실 해독하기

설탕을 끊으려는 사람들이 대부분 실패하는 가장 큰 이유는 성공할 준비가 되어 있지 않기 때문이다. 3장에서 설명한 잡초 뽑기, 씨 뿌리기, 물 주기를 기억하는가? 쓰레기가 널려 있고 잡초가 무성한 공터를 치우지 않고 새 건물을 세울 수 없듯이, 독소로 가득하고 제대로 작동하지 않는 몸으로는 건강해질 수 없다. 그래서 탈설탕 프로그램의 첫 단계는 바로 건강과 치유를 방해하는 체내 환경의 잡초를 제거하는 것이다.

이 잡초는 신체적, 정신적, 화학적 스트레스라는 세 가지 범주로 나뉜다. 스트레스는 소리 없는 살인자다. 그 어떤 음식보다, 심지어 설탕보다도 산을 더 많이 만들어 낸다! 매일, 온종일 이 세 가지 스트레스에 만성적으로 노출된 현대인들은 스트레스 호르몬인 코르티솔에 말 그대로 절어 있다. 코르티솔은 우리가 정신, 육체 활동을 수행하는 데 필요한 미네랄과 영양소를 고갈시킨다. 그러면 어떤 일이 벌어질까? 당은 도파민 수용체를 코카인보다 여덟 배나 더 많이 자극하여 스트레스를 해소하고 기분 좋게 만들어 주기 때문에, 우리는 (완전히 정제되고 가공된) 쓰레기 같은 탄수화물을 찾게 된다. 스트레스를 처리할 다른 방법을 찾지 않는 한 우리 몸은 계속해서 당을 갈망하고 필요로 하게 된다.

스트레스를 해소하고 완화하면 몸이 식단 변화에 쉽게 적응할 수 있는 상태가 되어, 이후의 과정이 수월해진다. 이 점이 내가 바라는 바다. 당신이 박탈감에 빠져서 의지력만으로 목표를 달성하려고 애쓰지 않았으면 한다. 그러다 한번 와르르 무너지면 처음 시작할 때보다 더 나쁜 몸 상태와 중독 수준으로 되돌아갈 가능성이 크다 (아마 무슨 말인지 알 것이다). 그런 어려움 없이 연착륙을 통해 즐거운 탈설탕 여정이 되기를 바란다. 삶에서 불필요한 스트레스를 제거하는 것이 그 방법이다.

알다시피, 모든 의사와 건강 전문가가 스트레스를 줄이라고 말한다. 문제는 '어떻게'다. 사실 스트레스 자체를 줄이는 것은 불가능할 수 있다. 우리가 알아야 할 것은 스트레스에 지배당하지 않고, 스트레스를 더 잘 극복할 수 있는 최고의 컨디션에 도달하는 방법이다.

이러한 최적의 상태에 도달하는 과정을 시작할 수 있도록 앞으로 7일 동안 몸과 마음, 그리고 식료품 저장실을 말끔히 청소할 것이다. 자, 승리를 위한 준비를 하자.

DAY 1~3 : 마음 해독하기

당 연소에서 지방 연소로 전환하는 온갖 비법을 알려 줄 수는 있지만, 사실 전략은 성공의 20퍼센트만을 담당할 뿐 나머지 80퍼센트는 마음에 달려 있다. 따라서 첫 3일간의 목표는 변화하겠다는 결심에 온 정신을 집중하는 것이다. 새로운 걸 하기로 결심하고 들떠서 몇 걸음 떼다 보면 대개 이런 의심이 들기 시작한다. '왜 이렇게까지 애를 써야 해? 너무 어렵잖아. 이게 잘될 거라고 생각한 내가 미쳤지. 그냥 지금이라도 접을까?'

포기하라고 속삭이는 내면의 유혹에 굴복하지 않도록, 당신이 무엇을 할지, 왜 해야 하는지 명확히 파악할 수 있게 돕는 활동을 매일 한 가지씩 준비했다. 이미 알고 있다고 생각해서 이 단계를 건너뛰고 싶을 수도 있지만, 이런 활동을 권하는 데는 이유가 있다. 지난

20년간 12만 명을 지도하면서 무엇이 성공에 도움이 되고 무엇이 실패로 이어지는지 내가 직접 목격했다는 사실을 기억하길 바란다. 자, 준비되었는가?

DAY 1: 건강 지수 평가하기

정말로 의욕에 불타오르게 하는 것이 무엇인지 아는가? 바로 성과를 눈으로 직접 확인하는 것이다. 하지만 변화를 시작하기 전에 어떤 상태였는지 모르면 얼마나 성과를 거두었는지 인식하기가 어렵다. 따라서 식습관에 변화를 주기 전에 자신의 건강 상태를 솔직하게 평가하는 일이 매우 중요하다.

오른쪽의 열 가지 건강 영역에 1점부터 10점까지 점수를 매기고, 그 수치를 합산하여 건강 지수를 확인하라. 탈설탕 프로그램을 따라가다 보면 이 숫자가 커질 것이다. 그만큼 건강이 개선되고 있다는 뜻이다.

총 점수: ＿＿＿＿＿

1~50점: 건강에 진지하게 집중해야 한다.
51~70점: 진전을 보이고 있지만, 아직 갈 길이 멀다.
71~90점: 노력을 많이 기울였지만, 아직 최적의 상태는 아니다.
91~100점: 최적의 상태이니 조금만 노력하면 된다.

설탕 갈망

1	2	3	4	5	6	7	8	9	10

하루에도 여러 번 갈망을 느낀다   갈망을 전혀 느끼지 않는다

성욕 감퇴

1	2	3	4	5	6	7	8	9	10

성욕이 거의 없다   성욕이 왕성하다

변비

1	2	3	4	5	6	7	8	9	10

며칠에 한 번 배변   하루 2~3회 건강한 배변

수면 장애

1	2	3	4	5	6	7	8	9	10

매일 5시간 이내 수면   매일 쉽게 7~9시간 수면

브레인 포그

1	2	3	4	5	6	7	8	9	10

자꾸 깜빡한다/집중력 저하   두뇌 풀 가동

가스/복부 팽만감

1	2	3	4	5	6	7	8	9	10

늘 불편한 수준의 가스/팽만감이 있다   가스/팽만감이 없다

짜증/화

1	2	3	4	5	6	7	8	9	10

걸핏하면 화를 낸다   평온하다

스트레스

1	2	3	4	5	6	7	8	9	10

엄청난 스트레스를 느낀다   스트레스를 조절할 수 있다

두통

1	2	3	4	5	6	7	8	9	10

주 4일 이상 극심한 두통이 있다   두통이 없다

DAY 2: 원하는 결과를 선언하고 이유 말하기

전술과 전략은 알려 줄 수 있지만, 실제로 행한다는 약속은 내가 해 줄 수 없다. 의지를 다지기 위해서는 원하는 결과와 그 이유가 필요하다. 이 두 가지는 우리가 하는 모든 일에 영향을 미치므로 반드시 알아야 할 중요한 정보다. 먼저 원하는 결과를 살펴보자.

설탕을 끊으려는 사람들이 대개 실패하는 가장 큰 이유는 성공이 자신에게 어떤 의미인지 명확하게 따져 보지 않았기 때문이다. 다시 말해 자신이 어떤 결과를 원하는지 모른다. 다트판에 무작정 다트를 던지고 싶겠지만, 목표가 무엇인지 모르면 목표물을 맞힐 수 없다.

원하는 결과는 당신이 달성하고자 하는 목표이며, 구체적이어야 한다. "살을 빼고 싶다"와 같은 막연한 목표는 적절하지 않다. 체중을 1킬로그램만 감량해도 성공이라고 할 수 있기 때문이다. 이러한 목표는 계속해서 노력할 동기를 제공하지 않는다. 원하는 결과는 가능한 한 구체적이고, 시간제한을 두어야 하며, 목표 달성을 위해 자기 내면 깊숙이 파고들도록 만들어야 한다. 예를 들어, "앞으로 21일 동안 1주 차에 1.5킬로그램, 2주차에 1킬로그램, 3주차에 1킬로그램씩 총 3.5킬로그램을 감량하는 것이 목표다"와 같은 식이다. 명심하건대, 기한이 없는 목표는 희망 사항일 뿐이다.

원하는 결과를 명확히 설정하고 선언하면 잠재의식이 그것을 이루는 데 필요한 모든 일을 할 수 있도록 도와줄 것이다. 잠시 시간을 내어 생각해 보라. 정확히 어떤 결과를 얻고 싶은가? 측정 가능한 목표와 구체적인 기간을 포함해야 한다.

하지만 그저 원하는 결과를 떠올리고 끝나는 것으로는 부족하다. 왜 그런 결과를 원하는지 이유까지 알아야 한다. 변화를 일으키는 동기를 인식하면, 초기의 설렘이 식고 어려움이 닥쳐도 꾸준히 나아갈 수 있다. 즉, '왜'를 알면 날아오를 수 있다.

이유를 파악하기 위해 간단한 연습을 해 보자. 이 프로그램을 따르지 않고 설탕 섭취를 줄이지 않는다고 상상해 보라. 지금부터 6개월 후에 어떤 느낌일까? 어떤 모습일까? 1년 후, 5년 후는 어떨까? 아주 구체적으로 생각해 보자. 약을 먹고 있을까? 생명을 위협하는 병에 걸려 있진 않을까?

이제 "내가 설탕을 끊고 싶은 이유는 무엇인가?"라는 질문에 답하라. 다시 말하지만, 가능한 한 구체적으로 답해야 한다. 적어도 세 가지 이상의 이유를 대라. 이 질문에 대한 나의 대답은 이렇다.

"20대 초반처럼 매일 아침 기운차게 일어나고 싶다. 그래야 직장에서 최선을 다할 수 있고, 집에 돌아와서도 가족과 함께할 충분한 에너지를 가질 수 있다. 아내와 두 아이(이 글을 쓰는 지금 세 살과 여섯 살)와 함께 이 시절을 건강하게 즐기고 싶다. 그리고 가능한 한 오랫동안 아이들이 성장하는 모습을 지켜보고 싶다. 내 아버지는 암으로 고통을 겪다가 74세에 돌아가셨다. 가족 중 한 명이 아프면 가족 전체가 아프다는 말이 있다. 내 형제들과 어머니, 그리고 내가 겪었던 고통을 우리 가족은 절대 겪지 않기를 바란다. 그래서 나는 질병이 아닌 건강을 선택했고, 매일 스스로의 선택으로 건강한 삶을 만들어 갈 것이다."

당신이 제시한 이유는 매우 설득력 있고 명확해야 한다. 장애물이 나타날 때마다, 애초에 왜 이 프로그램을 시작했는지 기억하게 될 것이다. 이유를 확실히 알고 있으면 궤도를 이탈하지 않고 어떤 잠재적 난관도 헤쳐 나가는 데 도움이 된다.

이유를 적을 때는 단어를 신중하게 선택하라. 언어는 매우 강력하다. 이유를 설명하는 방식에 부정적인 요소가 들어 있으면 무의식에서 저항하게 된다. 예를 들어, "식단에서 설탕을 없애고 싶어서"라고 말하면 안 된다. 이는 박탈감에 초점을 맞춘 말로, 특히 갈망이 심할 때 동기를 앗아가기 때문이다. 더 좋은 표현은 "내 몸에 설탕 대신 기분을 좋게 하고, 에너지를 끌어올리고, 해독을 돕고, 최적의 건강 상태를 유지할 수 있게 하는 다른 음식을 넣고 싶다"라고 말하는 것이다.

257쪽에 원하는 결과와 그 이유를 기록할 공간을 마련해 두었다. 지금 그 페이지를 펴서 떠오르는 대로 작성해 보자. 그리고 앞으로 매일 적은 것을 읽어 보자. 반복은 숙달의 어머니임을 잊지 마라!

DAY 3: 자신과 약속하기

이제 설탕을 줄이는 데 필요한 일을 하겠다고 자신에게 약속할 차례다. 이 약속을 하면 정신없이 바쁜 날에도 동기를 잊지 않는 데 도움이 된다. 또한 성공할 수 있다는 자신감과 자기 신뢰를 키우는 데도 도움이 될 것이다.

오늘부터 5일 동안 아침에 일어나자마자 다음에 나오는 약속을 큰 소리로 읽자. 열정과 확신에 차서 읽어라. 이러한 약속은 그저 다짐이 아니라 주문이어야 한다. 다짐과 주문은 차이가 있다. 감정과

욕망, 느낌 없이 입으로만 내뱉는 다짐은 실천으로 이어지지 않을 것이다. 말로만 하는 것이니 말이다. 주문은 자신이 되고 싶은 것을 말하는 것으로, 부정적인 믿음이나 생각을 긍정적인 것으로 바꾸는 힘이 있다. 주문을 통해 뇌를 재구성하고, 말 그대로 자신을 재창조할 수 있다. 다음은 설탕을 끊기 위한 주문이다.

- 지금까지 내 몸과 마음이 나를 도왔듯이, 이제는 내가 내 몸과 마음을 도울 것을 약속합니다.
- 나 자신에게 정직할 것을 약속합니다.
- 부정적인 생각을 정화할 것을 약속합니다.
- 밝고, 활력이 넘치고, 깨끗하고, 튼튼한 몸을 갖기 위해 노력할 것을 약속합니다.
- 나를 위한 시간을 내고 나를 돌볼 것을 약속합니다.
- 방법에 얽매이기보다 내가 원하는 결과에 집중할 것을 약속합니다.
- 설탕으로부터 자유로워지기 위해 내 몸에 필요한 것을 공급할 것을 약속합니다.
- 온종일, 매일, 100퍼센트 온 힘을 다할 것이며, 언제든 경로를 이탈하면 즉시 원래 자리로 돌아올 것을 약속합니다.

스트레스를 다스리는 3:6:5 파워 호흡

스트레스를 받으면 숨을 깊게 쉬는지 얕게 쉬는지 생각해 보라. 호흡이 끊기고 산소가 부족해져 혈액이 산성화되고 스트레스 반응에 갇히는 일이 얼마나 자주 일어나는지 알면 놀랄 것이다. 내가 가장 좋아하는 호흡법인 3:6:5 파워 호흡을 이용하면 몸에 산소를 공급하고 폐에 숨어 있는 독소(예를 들어 과도한 이산화탄소)를 제거하여 몸과 마음을 더 편안한 상태로 유도할 수 있다.

들숨은 교감신경계를 자극하여 투쟁-도피 반응을 일으키고, 날숨은 부교감신경계를 자극하여 휴식과 소화를 촉진한다. 그래서 우리는 들이마시는 숨보다 내쉬는 숨을 더 많이 하려고 노력해야 한다. 이 호흡 운동으로 말 그대로 3분 이내에 불안과 긴장 상태에서 벗어날 수 있고, 몸의 산성도 역시 변화시킬 수 있다.

◆ **방법:** 셋을 세면서 코로 숨을 들이마시고, 여섯을 세면서 숨을 참는다. 다섯을 세면서 입으로 숨을 내쉰다. 하루에 한 번 이상(아침에 일어났을 때) 또는 스트레스가 쌓인다고 느낄 때마다 10회씩 반복한다.

DAY 4 : 식료품 저장실 해독하기

머릿속이 정리되었으니 이제 물리적 환경을 정비할 차례다. 건강을 위한 여정을 시작하는 가장 좋은 방법은 냉장고와 찬장에 있는 음식들을 살펴보고, 숨어 있는 정제되고 가공된 탄수화물을 전부 제거하는 것이다. 에너지가 떨어지는 오후 3시, 잠들기 전에 약간 출출할 때, 또는 과거의 나처럼 새벽 2시에 극심한 갈망으로 깨어날 때 유혹하는 것들을 모두 없애야 한다.

정말로 그래야 할까? 그렇다. 강력하게 권장한다. 집 안에 음식이 있다면, 그리고 그것이 쓰레기 같은 탄수화물이라면, 갈망이 몰려올 때 손을 뻗을 가능성이 크기 때문이다. 유혹에 굴복하지 않는 것은 불가능에 가깝다. 자신에게 호의를 베풀어 유혹을 미리 제거하라. 이것은 성공을 위한 준비 단계라는 점을 기억하자. 음식이 없으면 먹을 수 없다.

또한, 집은 마음의 상태를 반영한다. 집이 깨끗하면 정신이 맑아진다. 주방에서 대량 살상 무기(밀, 육류, 유제품, 설탕)를 없애고 나면 에너지가 솟구치는 것을 느낄 수 있을 것이다.

적어도 두 시간 정도는 여유를 두고 음식물 쓰레기봉투(유통기한이 지났거나 냉동실에 묵혔던 음식을 버리기 위해), 재활용 쓰레기봉투(빈 용기들을 분리수거하기 위해), 상자 한두 개(무료 급식소에 기부할 만한 미개봉 식품을 담기 위해)를 준비하라. 그런 다음 주방에 있는 모든 식품을 집어 들고 라벨을 읽어 보자. 발음할 수 없는 성분은 소화할 수 없는 것이다. 의심스러우면 버려라!

반드시 버려야 할 음식 목록은 다음과 같다.

◆ 정제 설탕
◆ 흰 밀가루(빵, 파스타 포함)
◆ 청량음료
◆ 과일 주스
◆ 유제품(치즈와 요구르트 포함)

- 정크 푸드(과자, 쿠키 등)
- 시리얼
- 소스(바비큐 소스, 토마토소스, 호이신 소스 등)
- 인공 감미료가 함유된 모든 식품
- 가공육(소시지, 베이컨, 핫도그, 스팸 등)

DAY 5~7 : 알칼리 해독으로 몸 정화하기

이제 몸을 해독하고 신체 스트레스의 원인을 완화할 준비가 되었다. 앞으로 3일 동안은 순 탄수화물 섭취량을 50그램 미만으로 제한하고, 식단을 알칼리성 식물 자연식으로 채운다. 미네랄, 비타민, 식물 영양소, 효소, 식물성 키토 지방이 풍부한 이 식단을 통해 배고픔과 갈망을 억제하고 지방 연소 엔진을 가동할 것이다. 또한, 음식을 분해하고 흡수하기 쉽도록 요리하여 장이 휴식을 취하게 하고, 염증을 일으키는 산성 상태를 치유하는 데 집중할 것이다.

사흘간의 목표를 정리하면 다음과 같다.

- 몸에 염증을 일으키는 독소(일명 설탕과 탄수화물)를 차단한다.
- 알칼리 상태를 만들어 염증을 진정시킨다.
- 흡수 가능한 영양소를 충분히 공급하여 몸이 항상성을 회복할 수 있도록 한다.
- 맛봉오리를 바꾸고 미네랄 섭취를 늘려 다가올 갈망을 억제한다.
- 대사를 촉진하고 지방 연소로 전환을 시작한다.

버려야 할 식품과 대체 식품

식료품 저장실에서 버려야 할 식품('바꿀 음식')과 이를 대체할 식품('더 나은 음식'과 '최선의 음식')을 결정할 때 아래 목록을 참고하라.

바꿀 음식	더 나은 음식	최선의 음식
현미	백미(오타가 아니다. 현미보다 백미가 낫다!)	퀴노아, 야생쌀
우유	무가당 아몬드 밀크	무가당 코코넛 밀크, 홈메이드 아몬드 밀크
식물성 오일 (카놀라유, 대두유, 해바라기유, 옥수수유)	참기름	코코넛유, 올리브유, 아보카도유
파스타	글루텐-프리 파스타	해초면
발사믹 식초	사과 사이다 식초	레몬즙
커피, 홍차	녹차	허브차
밀크 초콜릿	다크 초콜릿	생카카오
정제 소금	천일염	히말라야 핑크 소금
마가린, 버터	목초 사육 버터, 기 버터	코코넛 버터, 견과류 버터 (피넛버터 제외)
백설탕, 황설탕	코코넛 설탕, 마누카 꿀	스테비아, 나한과
땅콩	캐슈너트	아몬드, 마카다미아, 호두
탄산수	정수	히말라야 핑크 소금 한 꼬집을 넣은 정수
시판 과일 주스	직접 짠 과일 주스	냉압착 녹즙
그래놀라, 오트밀	글루텐-프리 오트(귀리)	퀴노아
흰 빵	글루텐-프리 빵	발아 밀 빵
일반 육류/양식 어류	목초육, 자연산 어류	식물 단백질

◆ 이 모든 것을 3일 만에 끝낸다!

지방세포에 저장된 독소를 배출하면 2.5~14킬로그램의 체중 감량을 기대할 수 있다. 다른 다이어트에서 발생하는 수분이나 근육 손실과 달리 이는 지방의 무게가 빠지는 것이므로 3일이 지나도 바로 요요가 오지 않는다.

변화하기 이전 상태를 기록하라

앞에서 건강 지수 평가로 자신의 전반적인 건강 상태를 질적으로 측정했다면, 이제는 양적인 측정치를 얻을 차례다. 수치 변화를 직접 확인하면 프로그램을 계속 진행하는 데 도움이 될 것이다. 다음 측정값을 기록하라.

체중 _____ kg
허리둘레(배꼽 기준) _____ cm
엉덩이둘레 _____ cm
허벅지둘레 _____ cm
가슴둘레 _____ cm

그런 다음 속옷 차림으로 앞, 뒤, 옆에서 자신의 모습을 사진 촬영한다. 지금은 이 과정이 괴로울지 몰라도, 3주 혹은 3개월 후에는 향상한 건강을 눈으로 확인할 수 있어 감사하게 될 것이다.

왜 알칼리 해독인가?

지난 20년간 조기 노화, 염증, 질병의 원인을 전문적으로 조사한 결과, 모든 증거가 나를 산성으로 이끌었다. 모든 음식은 산성 또는 알칼리성의 두 가지 범주 중 하나에 속한다. 설탕, 곡물, 유제품, 인공 감미료, 동물 단백질 등의 산성식품은 면역 체계와 건강 전반에 끔찍이 안 좋다.

그 이유가 궁금하다면 상식적인 관점에서 산이 어떤 작용을 하는지 생각해 보라. 산은 부식성이 강하여 금속에 구멍도 뚫을 수 있다. 그러니 인체의 소화기관, 심혈관계, 뇌에 어떤 작용을 하겠는가. 산은 우리 몸을 부식시키고, 염증을 일으키며, 에너지를 고갈시키고, 몸에 지방이 쌓이게 한다. 반대로 알칼리성식품은 몸에 연료를 공급하며, 더 활기차고 튼튼한 몸을 만드는 데 놀라운 효과가 있다.

3일 알칼리 해독 식단

3일 동안 먹을 음식에 대한 기본 계획은 매일 같다. 일어나자마자 디톡스 차를 마시고, 온종일 수분을 보충하며, 아침은 디톡스 스무디, 점심은 차가운 수프(원하면 따뜻한 수프 선택 가능), 저녁은 샐러드를 먹는다. 오전에는 선택 사항인(하지만 강력히 권장하는) 채소 분말, 취침 30분 전에는 히말라야 핑크 소금을 섭취한다.

식단에 포함된 음식과 음료를 만드는 방법은 부록의 '레시피 노트'에 담았다. 여기에 소개하는 요리법은 전부 쉽고 맛도 훌륭하다. 요리 시간이 최대 10분밖에 걸리지 않으며, 대부분 재료와 블렌더만 있으면 된다. 각 요리법의 양을 두 배 또는 세 배로 늘리면 남은

오전 7~8시	수분 보충(디톡스 차 또는 레몬수) 및 3:6:5 파워 호흡 5분 실행
오전 8~9시	녹즙(다음 중에서 선택) - 채소 분말을 탄 물 - 밀싹 주스 - 유기농 셀러리 주스 - 직접 만든 채소 주스(사과 반 개 이외의 과일은 넣지 않는다)
오전 9~10시	아침 스무디(다음 중에서 선택) - 닥터 그린 디톡스 스무디 - 살 빼는 민트 그린 스무디 - 코코 베리 스무디 - 초코 아몬드 스무디
오전 10~11시	수분 보충(레몬수)
오전 11시~ 오후 1시	점심 수프(다음 중에서 선택) - 그린 디톡스 냉 수프 - 애호박 사과 펜넬 수프 - 오이 아보카도 냉 수프 - 크리미 시금치 바질 수프
오후 1~2시	수분 보충(레몬수)
오후 2~3시	오후 스무디 또는 간식(다음 중에서 선택) - 키토 마늘 디핑 소스와 채소 스틱 - 5분 후무스 - 간편한 나만의 케일 칩 - 바삭한 병아리콩
오후 3~4시	수분 보충(레몬수)
오후 5~7시	저녁 샐러드(다음 중에서 선택) - 살사 베르데 매콤 샐러드 - 아보카도 케일 호박씨 샐러드 - 쑥 드레싱을 곁들인 석류와 흰콩 샐러드 - 완벽한 병 샐러드
오후 7~8시	수분 보충(레몬수)
잠자리에 들기 30분 전	히말라야 핑크 소금(물 200ml에 소금 1/8작은술을 녹인다)

음식을 밀폐 용기에 담아 최대 48시간 동안 보관할 수 있다. 그러면 3일 중 하루만 음식을 준비하고 나머지 이틀간은 간편하게 데워 먹으면 된다. 기본 계획을 따르면서 응용력을 발휘해 나만의 스무디나 샐러드를 만들어도 좋다.

흔한 해독 증상을 피하려면

나는 일 년 내내 사람들에게 3일 알칼리 해독을 안내한다. 첫째 날에는 모두가 기쁜 마음으로 시작한다. 마치 신혼의 단꿈을 꾸는 것 같다. 둘째 날에는 배고픔이 찾아오며 현실이 조금 보인다. 몸이 지방 연소로 전환하는 데 아직 충분한 시간이 지나지 않았기 때문이다. 또한 메스꺼움, 피로, 두통, 가스, 복부 팽만감 같은 해독 증상이 나타날 수도 있다.

이러한 증상은 결코 즐겁지는 않지만, 치유의 징후다. 독소는 몸 안에 쌓아 두기보다는 몸 밖으로 배출하는 편이 낫다. 이 시기에 257쪽에 작성한 '이유'를 다시 펼쳐 보며 계속 나아갈 원동력으로 삼아야 한다. 또한 둘째 날이니 하루만 더 버티면 된다는 사실을 기억하라.

피곤하고 지친 느낌이 든다면, 신체가 지방세포에 저장된 독소를 처리하고 배출하기 위해 노력하고 있기 때문이다. 치유에는 에너지가 필요하므로 지금이라도 충분한 휴식을 취하라. 현재 운동을 하고 있다면 그대로 진행해도 괜찮지만, 운동은 몸의 해독 작용을 강화하므로 운동하는 날에는 물을 1리터 정도 더 마시는 것이 좋다. 현재 운동을 하지 않고 있다면 몸에 무리가 갈 수 있으니 지금 당장은 시작하지 않는 것이 좋다. 대신 가볍게 산책을 해 보자.

나는 오염의 해결책은 희석이라고 믿는다. 다시 말해, 물을 충분히 마셔야 한다. 나는 2리터 물병에 물을 채워서 하루 동안 마시라고 권한다. 그래야 내가 물을 얼마나 많이 마셨는지, 충분한 양을 섭취하고 있는지 확인할 수 있다.

122쪽의 3:6:5 파워 호흡도 폐를 통해 독소를 배출하고 활력을 되찾는 데 도움이 된다.

앞으로 할 일

축하한다! 한 주 동안 당신은 몸과 마음을 리셋하고, 활력을 주는 새로운 습관이 뿌리내릴 수 있는 환경을 준비했다. 식료품 저장실을 해독했으니 정제·가공 탄수화물과 설탕이 가득한 '과거'로 돌아가고 싶은 충동을 다스려야 한다. 가능한 한 자연식품을 섭취하고, 125쪽 '버려야 할 식품과 대체 식품' 목록을 참고하여 해독이 끝난 후 매일 식단에 추가할 식품을 준비하라. 당분간은 4장에서 소개한 똑똑한 간식을 계속 섭취해도 좋다.

일반적으로 이 시점부터는 가공식품을 멀리하는 것이 좋다. 지금 당장 무리하게 바꿀 필요는 없지만, 더 건강한 선택을 하려고 노력하자. 이제부터 3주간 본격적인 탈설탕 프로그램을 진행하며 서서히 기운을 북돋는 식단으로 전환할 것이다.

5장 '준비 단계' 실행 계획

▶ 자신의 건강 지수를 계산한다(116~117쪽).

▶ 설탕을 끊어서 얻고자 하는 결과와 그 이유를 작성한다 (257쪽).

▶ 매일 자신과의 약속을 상기한다.

▶ 하루에 최소 한 번 3:6:5 파워 호흡을 실행한다.

▶ 식료품 저장실을 해독한다.

▶ 현재 자신의 신체 상태를 기록한다(126쪽).

▶ 3일 알칼리 해독 식단으로 몸을 정화한다.

2부

씨뿌리기

GET OFF YOUR SUGAR

6장

1단계(DAY 1~3)
미네랄을 보충하라

이제 새로운 식습관의 씨앗을 심을 차례다. 탈설탕 프로그램의 모든 단계는 그다음 단계를 더 쉽고 효과적으로 실행할 수 있도록 설계되었음을 기억하라. 또한 빼지 않고 더한다는 원칙에 기반한다. 따라서 설탕을 줄이기 위한 본격적인 첫 단계로 식단에 미네랄을 추가하는 것은 우연이 아니다.

나는 적절한 미네랄 수치를 유지하는 일이 건강에 가장 중요하다고 생각한다. 안타깝게도 우리 대부분은 미네랄이 턱없이 부족하며, 설탕이 이 문제의 주요 원인이다. 당을 섭취하면 몸이 회복하기 위해 비축된 미네랄을 사용해야 하기 때문이다.

매일 미네랄을 더 많이 섭취하면 신체가 스스로 치유하고 효율적으로 작동하는 데 필요한 영양소들이 원활하게 공급된다. 게다가 설탕에 대한 욕구를 억제하여 프로그램의 나머지 여섯 단계를 훨씬 수월하게 진행할 수 있다. 미네랄을 먼저 보충해 대비하지 않으면 의지력만으로 금단 증상을 오래 버틸 수 있는 사람은 거의 없다. 미네랄이 우리 몸에 힘을 북돋아 힘겨운 금단 증상을 겪지 않도록 도울 것이다.

미네랄이 중요한 이유

우리 몸은 전기로 작동하는 기계와 같다. 심장 박동, 두뇌 회전, 세포 활동이 이루어지려면 미세한 전류가 필요하다. 대부분 사람은 탄수화물, 지방, 단백질이 몸이 생존하는 데 필요한 연료라고 생각하지만, 실제로 이 전기 회로를 작동시키는 것은 미네랄이다. 미네랄은 다음과 같은 구체적인 일을 한다.

* 뼈, 치아, 신경전달물질, 호르몬, 헤모글로빈(몸 전체에 산소를 운반하는 매우 중요한 역할을 하는 적혈구의 성분) 등 인체의 필수 요소를 만드는 데 사용되는 벽돌과 같은 역할을 한다.
* 매일 매 순간 신체가 겪는 모든 주요 과정을 조절하는 효소를 활성화한다.
* 시냅스의 기능을 향상하고 알츠하이머병의 특징인 플라크 형성을 방지하여 뇌를 보호한다.
* 포도당이 혈류에서 세포로 이동하는 데 중요한 역할을 한다.

◆ 체내에 쌓인 독소를 중화한다. 몸은 독소를 미네랄 분자와 결합해 더 약한 산성염으로 중화시키거나 지방세포에 저장한다.

미네랄은 그야말로 생명의 열쇠라고 해도 과언이 아니다. 두통, 요통, 소화기 질환, 피로감, 브레인 포그 등으로 내원하는 환자들에 게서 미네랄 결핍이 아주 흔하게 발견되곤 한다. 사실 미네랄을 충분히 섭취하는 사람은 거의 없는데, 그 이유는 우리가 완전 정제·가공 탄수화물로 가득 찬 식품을 먹고 있기 때문이다. 이러한 식품은 영양소가 너무 부족해서 거꾸로 미네랄을 다시 첨가해 '강화'하는 경우도 많다!

짙은 잎채소, 견과류와 씨앗류, 아보카도, 이 장에서 소개하는 기타 미네랄이 풍부한 식품을 섭취하더라도 우리는 여전히 미네랄 결핍을 겪을 가능성이 크다. 토양 자체의 미네랄이 고갈된 오늘날에는 같은 식품이라도 과거보다 훨씬 적은 양의 미네랄이 들어 있기 때문이다.

나는 《마그네슘의 기적The Magnesium Miracle》의 저자 캐롤린 딘 Carolyn Dean 박사에게서 대사 기능의 80퍼센트에 마그네슘이 필요하다는 놀라운 사실을 포함하여 많은 것을 배웠다. 그는 오늘날 질 좋은 유기농 식품에서 얻을 수 있는 미네랄의 양이 필요량의 약 3분의 1에 불과하다고 말한다. 우리 증조부모들은 식사를 통해 하루에 500밀리그램의 마그네슘을 섭취할 수 있었지만 지금은 200밀리그램으로 줄었다. 또한 설탕 중독, 과격한 운동, 과도한 약물과 카페인 섭취 등이 체내 마그네슘을 빠르게 고갈시키고 있다.

마그네슘과 같은 미네랄은 혈당 수치를 조절하는 데 중요한 역할을 하며, 혈당은 인슐린과 렙틴에 영향을 미친다. 따라서 마그네슘이 부족하면 항상 음식, 특히 설탕처럼 빠른 에너지원이 되는 음식을 갈망하는 악순환에 갇히게 된다. 우리는 앞으로 3일 동안 미네랄이 풍부한 음식을 섭취하여 몸의 자원 고갈을 해결하고 치유의 여정을 시작하는 데 도움을 받을 것이다.

반드시 필요한 4대 미네랄

혈액 속에는 19가지 다양한 미네랄이 있지만, 이 프로그램에서는 설탕 중독을 없애는 데 도움이 되는 다음 네 가지에 초점을 맞춘다.

① **마그네슘**: 체내에 존재하는 7800여개 효소의 활성화에 관여하는 마그네슘은 가장 중요하면서도 결핍되기 쉬운 미네랄이다. 소화관과 동맥벽을 포함한 근육의 수축과 이완을 돕기 때문에 소화기와 심장 건강에 큰 역할을 하며, 혈압을 안정시키고 신경계를 진정시켜 숙면을 유도함으로써 몸이 스스로 치유할 시간을 준다. 나이가 들수록 효소의 생산량이 줄어들므로 효소의 기능을 돕는 마그네슘 섭취가 더욱 중요해진다.

무엇보다 마그네슘은 혈당 조절에 도움이 된다. 백설탕(과당과 포도당의 조합) 한 분자를 중화하는 데 마그네슘 분자 84개가 필요하고, 과당 한 분자를 중화하는 데 마그네슘 분자 56개, 포도당 한 분자를 중화하는 데 28개가 필요하다. 그래서 장기간 설탕을 너무 많이 섭취하면 마그네슘 저장고가 고갈될 가능성이 크다.

마그네슘은 최고의 신경 보호제이기도 하다. 알츠하이머병에 걸린 쥐가 마그네슘을 보충하면 뇌의 플라크가 감소하고,[1] 장기적인 공간 기억력이 극적으로 향상되며, 뇌의 시냅스 간 연결이 강화되어 뇌 기능이 향상된다고 밝혀졌다.[2]

마그네슘은 모든 사람에게 복용을 권장하는 5대 보충제 중 하나이지만, 지금 단계에서는 마그네슘이 함유된 식품을 더 많이 섭취하는 데 집중한다.

② **칼슘**: 마그네슘과 마찬가지로 칼슘도 효소를 활성화하고 신경계를 바로잡으며 근육 수축에 중요한 역할을 한다. 칼슘은 체내에 가장 많은 미네랄이고, 특히 골다공증과 관련해 높은 관심을 받고 있다. 뼈를 튼튼하게 하려면 칼슘을 충분히 섭취해야 한다는 말을 수도 없이 들어 봤을 것이다. 하지만 사람들이 칼슘 필요량을 충족하는 방식에는 다음과 같은 몇 가지 문제가 있다.

- 칼슘은 마그네슘과 1:1의 비율로 섭취해야 하는데, 대부분 사람은 이미 마그네슘이 부족한 상태여서 칼슘 보충제를 먹으면 균형이 더 깨질 수 있다. 게다가 많은 칼슘 보충제는 저렴하고 흡수가 잘되지 않는 탄산칼슘을 함유하고 있다.
- 상당수 식품의 칼슘과 마그네슘 비율이 잘못되어 있다. 유제품의 경우는 10:1이고, 오렌지 주스는 27:1이다!
- 칼슘을 너무 많이 섭취하면 엉뚱한 곳에 저장된다. 칼슘은 비타민 D와 마그네슘의 도움으로 대장을 통해 흡수되고, 그 후에는

비타민 K$_2$가 칼슘이 갈 곳을 알려 준다. 이 세 가지 비타민과 미네랄을 충분히 섭취하지 않으면 과도한 칼슘이 동맥벽(동맥경화 및 심혈관 질환의 원인)과 관절(관절염의 원인)에 침착될 수 있다. 칼슘 보충제가 뼈로 거의 가지 못하는 이유가 이 때문이다.

• 콜레스테롤을 낮추려고 스타틴statin 계열의 약물을 복용하는 경우, 비타민 K$_2$를 합성하는 효소가 스타틴에 의해 차단되므로 문제가 더 심각하다.

• 유제품에서 칼슘을 얻으려는 경우, 의도치 않게 산성 환경을 조성하여 오히려 뼈에서 칼슘이 빠져나가게 할 수 있다. 하버드대학 연구팀이 12년 동안 여성들을 추적 관찰한 결과, 유제품을 많이 섭취한 여성이 적게 섭취한 여성보다 엉덩이뼈 골절이 더 많이 겪는다는 사실을 발견했다.[3]

이러한 이유로 칼슘을 보충제로 섭취하는 것은 권장하지 않는다. 이 장에서 다루는 미네랄이 풍부한 식품을 통해 칼슘을 섭취하면 칼슘과 마그네슘의 비율이 균형을 이룰 가능성이 훨씬 높다.

③ **칼륨**: 칼륨은 심장 박동을 조절하고 혈압과 뇌졸중 위험을 낮추는 등 사랑받을 이유가 많다. 운동 중이나 한밤중, 생리 중에 쥐가 나는 걸 막아 주고, 튼튼한 근육과 뼈를 만드는 데 도움이 된다. 보너스로 셀룰라이트가 생기는 것도 줄일 수 있다!

대부분 사람의 일일 칼륨 섭취량은 권장량의 절반 정도밖에 되지 않는다. 이는 칼륨을 충분히 섭취하지 못할 뿐 아니라 칼륨과 나트륨의 비율이 좋지 않다는 의미이기도 하다. 칼슘과 마그네슘처럼 칼륨과 나트륨도 상호 비율이 적절해야 한다. 과일, 채소, 씨앗, 기타 식물을 주로 섭취한 조상들은 칼륨과 나트륨의 비율이 일반적으로 16:1이었다. 현대인은 나트륨이 많이 함유된 가공식품에 의존하고 채소 섭취량이 적기 때문에 칼륨-나트륨 비율이 대개 1:1.3 정도다.[4]

식단에 짙은 잎채소, 시금치, 브로콜리 등 칼륨 공급원을 더하면, 전반적인 칼륨 결핍과 나트륨 대비 왜곡된 비율을 모두 바로잡을 수 있다. 보충제를 따로 복용할 필요도 없다.

④ **탄산수소나트륨**: 베이킹 소다라고도 알려진 탄산수소나트륨은 산을 중화하고 알칼리성을 촉진하는 데 탁월한 효과가 있다. 실제로 몸이 산성 상태일 때 위, 췌장, 신장에서 탄산수소염을 생성하여 산을 중화하고 균형 잡힌 혈중 pH 7.4를 유지하도록 한다.

"현대인이 나트륨을 너무 많이 섭취한다더니?"라고 반문할 수 있는데, 나트륨은 건강을 증진하는 정말로 중요한 미네랄이며 사실상 생명에 필수적이다. 또한 가공식품과 대부분의 식탁용 소금에 들어 있는 염화나트륨과 탄산수소나트륨은 완전히 다른 성분이다. 탄산수소나트륨은 염화나트륨보다 나트륨 함량이 적고, 탄산수소나트륨은 알칼리성인 반면 염화나트륨은 알칼리성이 아니다(산성도 알칼리성도 아니다).

탄산수소나트륨 결핍은 고혈압, 신장결석, 뇌졸중, 골다공증과 관련이 있다고 알려졌다. 이 영양소는 베이킹 소다가 함유된 빵 같은 발효식품을 통해서도 섭취할 수 있지만, 이러한 식품에는 탄수화물과 설탕이 많이 들어 있으므로 나는 보충제 복용을 권장한다.

작지만 강력한 미량 미네랄

- **크롬**: 아주 적은 양만 섭취하면 되는 미량 미네랄이다. 많은 양이 필요하지는 않더라도 혈당 수치를 조절하는 데 도움이 되므로 매우 중요하다. 크롬은 포도당과 결합하여 포도당을 혈액에서 세포로 운반한 다음, 필요할 때 다시 세포 밖으로 옮기는 포도당 택시와 같은 역할을 한다. 크롬이 충분하면 몸은 혈당을 안정적으로 유지하기 위해 인슐린을 덜 분비한다. 당뇨병이나 인슐린 저항성이 있는 사람에게 크롬은 특히 중요하다. 실제로 크롬이 결핍되는 경우는 드물지만, 크롬 수치가 낮은 사람은 많다. 그래서 크롬이 풍부한 브로콜리가 앞으로 3일간 우선 섭취해야 하는 식품 목록에 포함된다.
- **아연**: 감염과 싸우는 백혈구를 만드는 데 도움을 주고, DNA를 보호하는 역할도 한다. 이 두 가지 큰 이유 외에도 아연은 몸이 포도당과 인슐린을 사용하는 방식에 중요한 역할을 하며, 아연이 결핍되면 당 갈망을 유발할 수 있으므로 충분히 섭취해야 한다. 앞으로 3일간 그리고 프로그램을 진행하면서 더 많이 섭취해야 할 10대 식품 중 하나인 호박씨는 시금치, 병아리콩, 브라질너트와 함께 아연의 훌륭한 공급원이다.

소금 넣을까, 말까?

의사에게 엄격한 무염, 무지방 식단을 처방받았다고 말하는 환자들이 대단히 많다. 나는 그런 식단은 무덤으로 가는 것과 다름없다고 말한다. 바다에 있는 물고기가 무염식을 한다면 어떻게 될까? 물고기들은 죽을 것이고 우리도 마찬가지다! 여러 소금의 차이점을 잘 모르면 소금은 전부 '나쁘다'고 생각하기 쉽다. 하지만 올바른 소금은 건강에 절대적으로 중요하다. 소금의 역할을 다음과 같다.

* 세포 안팎으로 영양분을 운반한다.
* 혈장, 림프액, 심지어 양수에도 필수 성분으로 함유된다.
* 혈압을 유지하고 조절한다.
* 뇌와 근육이 소통하여 몸을 움직일 수 있도록 돕는다.

생명을 죽이는 소금과 살리는 소금이 있다. 식탁용 소금은 염화나트륨으로 혈압을 높이고 염증을 촉진한다. 천연 소금에 함유된 모든 미네랄이 완전히 제거되었기 때문이다. 게다가 표백제, 고결 방지제, 불소와 같은 합성 성분이 가득하다. 그야말로 누구에게나 좋지 않다.

반면에 히말라야 핑크 소금처럼 치유력이 있는 소금에는 나트륨 외에도, 우리 몸에 필요하지만 식품에는 점점 적게 들어가는 미량 미네랄이 많이 포함되어 있다(예전에는 천일염도 권했지만, 지금은 모든 바다가 플라스틱으로 오염되어 추천하기 어렵다). 이런 소금을 음식의 간을 맞추는데 사용하거나 물에 섞어 마시면 미량 미네랄을 쉽고 효과적으로 섭취할 수 있다.

미네랄이 부족할 때 여섯 가지 신호

첫째, 잠을 못 잔다. 신경계를 진정시키는 역할을 하는 미네랄 없이는 휴식과 소화 모드에 들어갈 수 없다. 따라서 미네랄 수치가 낮으면 신경계가 지나치게 자극을 받아 수면에 어려움을 겪는다. 깊이 잠들지 못하거나, 잘 자다가도 한밤중에 깨거나, 애초에 잠들기 어려울 수도 있다. 내가 환자들에게 잠자리에 들기 30분 전에 미네랄을 보충하라고 말하는 이유도 이 때문이다.

둘째, 변비가 있다. 마그네슘은 소화관을 포함한 몸 전체의 근육을 이완하는 데 도움이 된다. 의식하지 못하겠지만, 소화관의 근육은 음식물 쓰레기를 몸 밖으로 배출하는 역할을 하므로 근육이 제대로 기능하지 않으면 소화가 느려질 수 있다.

셋째, 근육 경련이나 쥐가 자주 난다. 몸은 독소를 중화하기 위해 미네랄을 사용한다는 사실을 기억하라. 종종 한밤중에 다리에 쥐가 나는 것은 이때가 간이 체내에서 대사 독소를 처리하느라 가장 바쁜 시간이기 때문이다. 미네랄 수치가 낮은 경우, 대부분의 양을 독소 중화에 사용하느라 근육 이완에 필요한 미네랄이 충분하지 않아 경련이 일어날 수 있다.

넷째, 두통이 자주 발생한다. 미네랄이 부족하면 근육이 수축하고 경련이 일어나 척추의 정렬이 어긋나게 되고, 두통을 유발하는 신경에 압력이 가해진다. 염증도 두통의 원인이 되는데, 미네랄 수치가 낮으면 염증이 촉진된다.

다섯째, 주의력결핍장애, 브레인 포그, 우울증, 불안증이 있다. 두

뇌 건강에 필수적 역할을 하는 미네랄의 결핍은 다양한 정신 건강 문제로 나타날 수 있다. 마그네슘은 뇌에서 학습과 기억에 필요한 수용체[5]와 우울증 및 불안과 관련된 수용체[6]를 조절하는 데 도움이 된다고 밝혀졌다. 또한 마그네슘 수치가 낮으면 스트레스 반응과 관련된 코르티솔과 부신피질자극호르몬의 수치가 높아질 수 있다고 한다. 따라서 미네랄이 결핍될수록 스트레스에 더 취약해지고 대처 능력이 떨어진다.

여섯째, 설탕을 갈망한다. 미네랄은 혈당 수치를 조절하는 인슐린 생산에 관여하므로, 미네랄이 부족하면 인슐린이 혈당을 안정화하기 위해 설탕을 갈망하게 만들 수 있다. 또한, 미네랄은 뇌가 도파민 수치를 조절하는 데도 중요한 역할을 하므로, 설탕이 주는 쾌감을 갈망한다면 사실은 미네랄이 부족하다는 신호일 수 있다.

내 몸에 주는 보너스, 섬유질

미네랄이 풍부한 모든 식품은 건강을 증진하는 또 다른 물질인 섬유질도 풍부하다. 식이섬유를 섭취하면 당의 대사 속도가 느려져 혈당이 급격히 상승하는 것을 방지할 수 있다. 이는 결과적으로 인슐린 수치를 낮춰 준다. 또한,

- 포만감을 더 오래 느끼게 하여 갈망, 배고픔, '배고파서 화가 나는' 현상을 막아 준다.
- 독소 배출을 촉진함으로써 체내 미네랄을 더 많이 확보하여 일상적

인 신체 기능과 뼈, 근육, 관절, 뇌 기능이 온전히 이루어지도록 지원
한다.
* 장내 유익한 세균에게 먹이를 공급해 면역력을 높이며, 기분을 좋
게 만드는 신경전달물질의 수치를 개선하고 흡수를 촉진한다.
* 항산화 물질을 제공하여 세포 및 전신 건강을 증진한다.

미네랄이 풍부한 10대 식품

자연은 우리 몸에 필요한 성분을 적절히 배합하여 균형 잡힌 영
양소를 제공하는 데 천재적인 재능을 발휘한다. 매일 섭취해야 할
미네랄이 풍부한 최고의 식품을 소개한다.

❶ 시금치

마그네슘: 23.6mg(일일 권장량의 6%)
망간: 0.3mg(일일 권장량의 13%)
칼륨: 167mg(일일 권장량의 5%)
(익히지 않은 것, 1컵당)

짙은 색 잎채소는 전부 미네랄, 비타민, 섬유질의 공급원인데, 그중
에서도 시금치는 마그네슘, 칼륨, 망간의 훌륭한 공급원일 뿐만 아
니라, 비타민 K 함량이 매우 높다. 비타민 K는 몸에서 비타민 K_2로
전환되어 칼슘을 뼈로 보내는 데 도움을 준다. 시금치는 생으로 먹
거나 볶아서 먹어도 맛있고 주스, 스무디, 수프에 넣어도 부담스럽
지 않아 활용도가 매우 높다.
* **대체 식품**: 근대, 케일, 겨자잎, 비트잎

❷ 붉은 피망

철분: 0.6mg(일일 권장량의 4%)
망간: 0.2mg(일일 권장량의 8%)
칼륨: 314mg (일일 권장량의 9%)
(익히지 않은 것, 1컵당)

피망은 색깔에 상관없이 유익한 영양소가 듬뿍 들어 있다. 특히 붉은 피망은 미네랄이 풍부하다. 철분과 비타민 C의 좋은 공급원으로, 잘게 썬 붉은 피망 1컵에는 비타민 C 일일 권장량의 무려 317퍼센트가 들어 있다. 이 점이 중요한 이유는 비타민 C가 몸의 철분 흡수 능력을 높이기 때문이다.

* **대체 식품**: 노란색 또는 주황색 피망(녹색은 너무 산성이다), 고추

❸ 방울양배추

철분: 1.2mg(일일 권장량의 7%)
마그네슘: 20.2mg (일일 권장량의 5%)
망간: 0.3mg (일일 권장량의 15%)
칼륨: 342mg (일일 권장량의 10%)
(익히지 않은 것, 1컵당)

붉은 피망과 마찬가지로 철분과 비타민 C의 유익한 시너지 효과를 낸다. 한 컵당 40칼로리 미만으로 칼로리가 낮고, 탄수화물이 8그램에 불과한 저탄수화물 식품이다. 정상적인 장 기능에 중요한 비타민, 미네랄, 항산화제, 식이섬유가 풍부하게 함유된 영양소의 보고이며, 세포와 신체의 염증을 억제하는 데 중요한 오메가-3 알파 리놀렌산의 좋은 식물 공급원이기도 하다. 올리브유와 소금, 후추를 넣고 굽거나 볶아 먹어도 좋고, 샐러드에 넣어도 좋다.

◆ **대체 식품**: 브로콜리, 콜리플라워, 양배추, 케일

❹ 브로콜리

칼륨: 457mg (일일 권장량의 10%)
마그네슘: 32mg(일일 권장량의 8%)
크롬: 18.55mcg(일일 권장량의 53%)
인: 104.5mg(일일 권장량의 15%)
철분: 1mg(일일 권장량의 6%)
칼슘: 62mg(일일 권장량의 6%)
(익히지 않은 것, 1컵당)

다양한 미네랄이 풍부하게 들어 있으며, 강력한 항암 효과가 있다고 밝혀진 설포라판sulforaphan, 염증을 완화하는 항산화 물질, 독성 화합물을 제거하여 해독 작용을 하는 아이소싸이오사이아네이트 isothiocyanate를 공급한다. 또한 섬유질 함량이 높아 배변 활동을 원활하게 해 준다. 살짝 쪄서 먹으면 설포라판 함량이 높아진다.

◆ **대체 식품**: 방울양배추, 양배추, 콜리플라워

❺ 브로콜리 새싹

칼슘: 78mg(일일 권장량의 6%)
철분: 720mcg(일일 권장량의 4%)
(익히지 않은 것, 1컵당)

완전히 자란 채소의 30배 영양을 함유한 새싹 채소는 그야말로 슈퍼푸드다. 성장에 필요한 영양소가 씨앗과 마찬가지로 새싹 채소에도 풍부하게 들어 있으며, 특히 설포라판과 아이소싸이오사이아네이트는 항암 효과가 입증된 두 가지 성분이다.《음식으로 암

을 예방하라Cancer-Free with Food》의 저자 리아나 베르너그레이Liana Werner-Gray는 브로콜리 새싹이 암을 물리치는 최고의 식품이라고 말했다. 다 자란 브로콜리는 브로콜리 새싹보다 미네랄 함량이 높지만, 새싹은 미네랄이 단백질 분자와 결합되어 있어 생체이용률이 더 높다. 샐러드 위에 새싹 채소를 듬뿍 올려 보라. 주스나 스무디에 넣어도 좋다.

- ◆ **대체 식품**: 완두콩 새싹, 미나리 새싹, 해바라기씨 새싹

❻ 물냉이

칼슘: 40.8mg (일일 권장량의 4%)
망간: 0.1mg (일일 권장량의 4%)
칼륨: 112mg (일일 권장량의 3%)
(익히지 않은 것, 1컵당)

칼로리가 낮으면서도 미네랄과 비타민 A, C, K가 풍부하여 영양소 밀도가 매우 높은 식품이다. 미국 질병통제예방센터가 선정하는 '최강의 과일 및 채소Powerhouse Fruits and Vegetables' 1위에 오르기도 했다. 자유라디칼을 중화하는 항산화제, 혈관의 염증과 경직을 줄이고 혈압을 낮춰 심장 건강에 도움이 되는 식이 질산염의 좋은 공급원이기도 하다. 특유의 향을 풍기는 물냉이는 다른 잎채소처럼 샐러드, 샌드위치, 스무디, 볶음 등 다양한 요리에 활용할 수 있다.

- ◆ **대체 식품**: 루콜라, 시금치, 엔다이브, 민들레 어린잎, 근대, 라디치오, 무청, 무순

❼ 오이

> 망간: 0.2mg(일일 권장량의 12%)
> 칼륨: 442mg(일일 권장량의 13%)
> 마그네슘: 39.1mg(일일 권장량의 10%)
> 인: 72.2mg(일일 권장량의 7%)
> 구리: 0.1mg(일일 권장량의 6%)
> (껍질 포함, 익히지 않은 것, 1개당)

오이는 95퍼센트가 수분이며, 전해질 미네랄인 칼륨과 마그네슘도 함유해 체내 수분량 균형을 유지하는 데 아주 좋다. 구리는 뼈 건강에서 면역 기능에 이르기까지 모든 면에서 중요한 역할을 하며, 철분 흡수에도 도움이 된다. 항암 성분인 쿠쿠르비타신 cucurbitacin과 항염 및 항산화 식물 영양소도 풍부하다.

◆ **대체 식품**: 셀러리, 히카마(콩감자)

❽ 케일

> 망간: 0.5mg(일일 권장량의 26%)
> 구리: 0.2mg(일일 권장량의 10%)
> 칼륨: 299mg(일일 권장량의 9%)
> 칼슘: 90.5mg(일일 권장량의 9%)
> (익히지 않은 것, 1컵당)

두말할 것도 없이 영양소가 가장 풍부한 식품 중 하나다. 위에 열거한 미네랄이 풍부할 뿐만 아니라, 미네랄 흡수를 방해할 수 있는 옥살산염이 적다. 비타민 A, B, C, K의 훌륭한 공급원이며, 특히 항산화제인 베타카로틴이 풍부하여 체내에서 비타민 A로 전환된다. 또한 눈 건강에 관여하는 루테인을 함유해 백내장 위험을 줄이는 데 도움이 될 수 있다.

- **대체 식품**: 양배추, 방울양배추, 콜라드 그린

⑨ 셀러리

칼륨: 286mg(일일 권장량의 8%)
망간: 0.1mg(일일 권장량의 6%)
칼슘: 40.4mg(일일 권장량의 4%)
(익히지 않은 것, 1컵당)

오이와 마찬가지로 대부분 수분으로 구성되어 있으며, 수용성 및 불용성 섬유질 함량이 높다. 신체 기능에 필수적인 다양한 미네랄이 들어 있어, 산성식품을 중화하고 소화를 돕는 데에도 도움이 된다. 또한 위궤양 위험을 줄이고 위벽을 회복시킨다고 밝혀진 항염증 성분인 아피우만apiuman이 든 훌륭한 소화 보조제이자 장 치료제다. 그 외에도 25가지 이상의 항염증 성분을 함유해 전신의 염증 반응을 완화하고 질병 위험을 낮춘다.

샐러리는 가능한 한 신선하게 즐기는 것이 가장 좋지만, 찜이나 볶음을 하거나 주스에 넣어도 맛있다. 잎은 줄기보다 칼륨과 칼슘이 더 많으니 버리면 안 된다.

- **대체 식품**: 오이, 청경채, 히카마, 회향

⑩ 국수 호박

망간: 0.1mg (일일 권장량의 6%)
칼륨: 109mg (일일 권장량의 3%)
철분: 0.3mg(일일 권장량의 2%)
아연: 0.2mg(일일 권장량의 1%)
(익히지 않은 것, 1컵당)

뼈 건강에 중요한 역할을 하는 아홉 가지 미네랄이 풍부하게 들어 있다. 특히 망간은 아연 등 다른 미네랄과 함께 골밀도를 높이는 데 도움이 된다. 영어로 스파게티 스쿼시spaghetti squash라고 부르는 국수 호박은 칼로리가 낮고 식이섬유가 풍부하여, 정제 밀가루로 만든 국수나 스파게티 면 대용으로 쓰기 좋다(끓는 물에 삶으면 속이 국수처럼 풀어진다). 또한 항산화제 역할을 하는 비타민 A와 C, 염증을 물리치는 오메가-3 지방산의 좋은 공급원이다.

* **대체 식품**: 다른 종류의 호박, 도토리

미네랄을 보충하는 방법

미네랄이 중요한 이유를 알았으니 이제 우리 몸에 미네랄을 더 많이 공급할 차례다. 구체적인 방법은 다음과 같다.

* **채소를 섭취하라.** 앞으로 3일 동안 하루에 세 가지 이상의 채소 음식(주스, 스무디, 샐러드, 수프 또는 채소 분말을 탄 물 등)을 먹는 것이 목표다. 모든 식사와 간식에 미네랄이 가장 풍부한 10대 식품(또는 선호하는 대체 식품)을 우선 고려하라. 채소를 섭취하면 건강에 좋지 않은 음식이 자연스럽게 줄어들게 되니 나머지는 너무 걱정할 필요 없다.
* **소금을 바꾸라.** 식료품 저장실 해독 단계에서 이미 식탁용 소금을 없애라고 했지만, 혹시 아직 치우지 않았다면 지금 당장 미량 미네랄이 함유된 고품질 소금으로 바꾸자. 요리에 이런 소금을 사용하

채소 1회 제공량

간단히 말해서 하루에 최소 세 가지 이상의 채소 음식을 먹으라고 했지만, 궁극적으로는 한 끼에 2~3회 제공량씩 나누어 하루에 총 7~10회 제공량의 채소를 섭취하는 것이 이상적이다(하루 두 끼를 먹는다면 한 끼에 4~5회 제공량을 먹어야 한다). 이러한 목표 달성을 가능하는 데 도움이 되도록 채소 음식의 1회 제공량을 소개한다.

- 생 녹색 채소: 1컵
- 익힌 녹색 채소: 1/2컵
- 녹즙, 스무디, 수프: 1컵

면 일일 미네랄 섭취량을 늘릴 수 있다.

- **미네랄을 추가로 챙겨 보자.** 하루 한 번씩 특별 미네랄 보충을 시도해 보자. 히말라야 핑크 소금 1/8 작은술을 물 한 잔에 넣어 마시거나, 코코넛유 1작은술에 섞어 마신다. 또는 탄산수소나트륨, 칼슘, 마그네슘, 칼륨이 함유된 미네랄 보충제를 복용해도 된다. 잠자리에 들기 30분 전에 작은 물 한 잔(약 120밀리리터)에 미네랄을 넣어 마시면, 몸이 이완되어 숙면에 도움이 된다. 또한, 미네랄이 잠자는 동안 산과 독소의 중화 작업을 돕기 때문에 아침에 활기차게 일어날 수 있다.
- **미네랄에 몸을 흠뻑 담가 보자.** 3일 동안 한 번 이상 엡솜 소금 목욕을 한다. 물론 매일 하면 더 좋다.

◆ **두려워하지 마라.** 채소나 기타 미네랄이 풍부한 식품이 입맛에 맞지 않더라도 일단 계속 먹자. 자신이 이런 식품을 절대로 좋아하지 않을 거라고 단정하지 마라. 당신은 맛봉오리를 재훈련하고 있다. 2주 후면 입맛이 완전히 바뀌고, 이 음식들이 몸에 매우 중요한 영양분을 공급한다는 점을 깨닫고, 심지어 이런 음식들을 갈망하기 시작할 것이다. 약속한다! 그러니 '평생 이걸 견딜 순 없어'라며 좌절감을 느끼는 순간이 온다면, 입맛과 생각이 금방 바뀔 수 있다는 사실을 기억하라.

6장 '탈설탕 1단계' 실행 계획

▶ 하루에 채소 3회 제공량을 섭취한다(이미 이렇게 하고 있다면, 앞으로 3일 동안은 한 끼에 2~3회 제공량을 섭취하는 것을 목표로 삼는다).

▶ 히말라야 핑크 소금이나 고품질의 바다 소금을 준비한다.

▶ 152쪽의 지침에 따라 미네랄을 하루에 한 번 더 보충한다.

▶ 맛봉오리가 변하고 있다는 사실을 상기한다.

▶ 여정 기록하기: 미네랄을 더 많이 섭취했을 때 몸에 즉각적인 영향이 있는지 알아보기 위해 258쪽 표에 이 3일간의 느낌을 평가해 보자.

7장

2단계(DAY 4~6)
건강한 지방을 추가하라

탈설탕 두 번째 단계에서는 매일 채소 3회 제공량을 계속 먹으면서 매 끼니와 간식에 지방을 충분히 섭취한다. 지방은 포만감을 더 빨리, 더 오래 느끼게 하므로 예전처럼 간식을 먹지 않아도 된다는 사실을 곧 깨닫게 될 것이다.

내가 건강한 지방을 더 많이 섭취해야 한다고 말하면 언제나 환자들은 나를 머리 둘 달린 괴물처럼 쳐다보며 "안 돼요! 살쪄요!"라고 외친다. 수십 년 동안 우리는 설탕 업계에 의해 지방이 모든 악의 근원이라고 세뇌당했다. 1990년대 미국을 휩쓸었던 저지방 열풍은 오늘날까지 계속되고 있다(에어 프라이어의 인기를 떠올려 보라).

진실을 말하자면, 지방을 거부하는 것은 건강에 가장 해로운 행동 중 하나다. 지방이 없으면 몸은 당분을 연소시켜야 하고, 포도당과 인슐린 수치가 높게 유지되며, 뇌가 제대로 기능하는 데 필요한 구성 요소를 얻지 못하고, 심장 건강이 악화할 수 있다. 그러니 우리는 지방을 먹어야 할 뿐 아니라 많이 먹어야 한다. 실제로 일일 칼로리의 50~70퍼센트를 건강한 지방에서 섭취하는 것이 우리의 목표다.

물론, 완전히 정제된 쓰레기 같은 가공 탄수화물을 계속 먹으면서 지방까지 많이 섭취해서는 안 된다. 그러면 체중이 증가하고, 지방을 연료로 태우거나 혈당과 인슐린 수치를 낮추는 이점을 얻을 수 없다. 그래서 앞선 첫 번째 단계에서 미네랄이 풍부한 채소를 섭취하라고 한 것이다. 채소는 지방 연소에 필요한 영양소와 섬유질을 제공하고, 탄수화물이 많은 식품을 자연스럽게 식탁에서 몰아낼 수 있게 한다. 여기에 지방을 더하기 시작하면 포만감이 매우 오래가기 때문에 탄수화물 많은 음식을 먹을 여유가 없을뿐더러 그런 음식이 당기지도 않을 것이다.

건강한 지방의 이점

지방을 더 많이 섭취해야 한다는 점에 확실히 동의할 수 있도록, 건강한 지방이 주는 여러 가지 이점을 아래와 같이 소개한다.

체중을 조절한다. 당분을 먹으면 당분이 연소해 당분을 더 찾게 되는 것처럼, 지방을 먹으면 지방이 연소해 지방을 더 찾게 된다. 보통 사람의 지방세포에는 수만 칼로리가 저장되어 있다. 건강한 지방을 공급하기 시작하면 우리 몸은 '아, 여기서 좋은 칼로리를 얻고 있구나. 앞으로 더 많은 칼로리가 들어올 것이 분명하니 그동안 비축한 여분의 칼로리를 방출해도 괜찮겠네'라고 생각할 것이다. 따라서 체지방을 연소시켜 체중을 감량할 수 있다.

우리 몸에서 가장 위험한 지방은 복부 장기 주변에 축적된 지방(내장 지방 또는 뱃살이라고도 하는)이다. 이는 날씬한 체형이라도 마찬가지다. 지방을 섭취해서 지방을 태우면 이런 건강에 위험한 지방을 제거하는 데도 도움이 된다.

뇌를 보호한다. 뇌는 60퍼센트가 지방으로 이루어져 있으며, 케톤은 뇌가 선호하는 연료다. 또한 뇌의 신경종말은 지방으로 둘러싸여 있고, 신경 주위에 형성되어 신경 간 소통을 촉진하고 손상을 방지하는 보호막인 말이집myelin sheath의 70퍼센트가 지방이다. 따라서 건강한 지방을 섭취하면 뇌가 더 잘 작동하고, 브레인 포그가 해소되며, 기분이 안정되고, 치매 위험이 감소한다.

콜레스테롤 수치를 개선한다. 대부분 콜레스테롤은 사실 몸에 유익하다. 총콜레스테롤 수치가 낮을수록 사망 위험이 커진다는 연구 결과도 있다. 건강한 포화지방, 중쇄중성지방, 단일 불포화지방을 더 많이 섭취하면 '좋은' HDL 콜레스테롤이 증가한다. 저밀도지질단백질(LDL)은 일반적으로 '나쁜' 콜레스테롤로 분류되지만, LDL에도 가볍고 푹신푹신한 형태와 더 작고 밀도가 높으며 산화되어 동맥벽을 손상할 가능성이 큰 형태, 이렇게 두 가지 유형이 있다. 지방을 많이 섭취하면 푹신푹신한 형태의 LDL 수치가 높아진다.

기존 의학에서는 총콜레스테롤 수치가 200을 넘으면 건강에 좋지 않다고 말하지만, 연구에 따르면 적정 수치는 200에서 240 사이다. 180 아래면 문제가 있고 식단에 건강한 지방이 더 필요하다는 신호다.

포만감을 제공해 식욕을 억제한다. 건강한 지방을 먹으면 포만감이 오래 유지되어 든든하므로 이것만으로도 간식의 유혹을 물리치는 데 도움이 된다. 게다가 지방 연소 모드로 전환하도록 도와주니, 혈당 수치가 내려갈 때마다 몸이 당황하는 일이 극적으로 줄어든다. 이는 곧 음식 갈망이 감소한다는 의미다.

암 발병 가능성을 낮춘다. 암세포는 설탕의 발효에 의존하여 에너지를 얻기 때문에, 탄수화물을 줄이고 건강한 지방을 늘리면 암이 자라는 데 필요한 연료가 부족해진다는 점에 동의하는 사람이 점점 많아지고 있다. 이 이론은 1920년대 노벨상 수상자인 독일의 오토 바르부르크Otto Warburg 박사와 보스턴칼리지 생물학 교수이자 《대사성 질환으로서의 암Cancer as a Metabolic Disease》의 저자인 토마스 세이프리드Thomas Seyfried 박사의 연구에 근거한다.

영양소 흡수율을 높인다. 비타민 A, D, E, K를 포함한 많은 영양소는 지용성이므로 지방과 함께 섭취해야 체내에 흡수될 수 있다. 2017년 한 연구에서 오일 드레싱을 곁들인 샐러드를 먹은 사람들이 오일 드레싱 없이 샐러드를 먹은 사람들보다 여덟 가지 미량 영양소를 더 많이 흡수한다고 밝혀진 이유도 이 때문이다.[1]

치유하는 지방 vs 죽이는 지방

지방이 건강에 중요한 역할을 하는 것은 분명한 사실이지만, 그렇다고 모든 지방이 건강에 좋은 것은 아니다. 가공식품과 튀긴 음식에 들어 있는, 부분 수소화 지방이라고도 하는 트랜스 지방은 명백히 위험하다. 적당히 섭취하면 괜찮지만 너무 많이 섭취하면 문제가 되는 지방도 있는데, 주로 식물성 기름에 들어 있는 염증 유발성 오메가-6 지방산과 일반적으로 사육되는 동물의 포화지방이 그렇다.

이 단계부터 더 많이 섭취할 **건강한 지방**은 다음과 같다.

- **특정 고도 불포화지방**: 고도 불포화지방에는 항염증 작용을 하는 '좋은' 오메가-3 지방산과 염증 유발 작용을 하는 '나쁜' 오메가-6 지방산의 두 가지 종류가 있다. 오메가-3와 오메가-6는 모두 필수 지방산이다. '필수'가 붙은 이유는 신체 기능에 꼭 필요하며 체내에서 생성되지 않기 때문이다. 오메가-6도 그 자체가 나쁜 건 아니다. 문제는 거의 모든 가공식품에 사용되는 옥수수유, 대두유, 해바라기유, 홍화유, 목화씨유, 카놀라유, 땅콩기름 같은 식물성 기름에 들어 있어, 현대인이 오메가-6를 너무 많이 섭취하는 경향이 있다는 점이다.

  오메가-6를 오메가-3보다 더 많이 섭취하면 신체 모든 부위, 특히 뇌에 염증이 생길 수 있다. 염증은 단기적으로는 몸이 치유되는 과정이며 손상된 조직에 영양분과 산소를 공급하는 역할을 한다. 그러나 염증이 만성화되면 온갖 퇴행성 질환, 심장병, 당뇨병,

암을 유발할 수 있다. 오메가-6는 세포를 산화시켜 암이 증식할 수 있게 한다. 또한 우울증 위험을 높이고 텔로미어telomere(DNA 가닥의 끝을 덮는 단백질로, 길수록 건강하고 오래 살 가능성이 큼)를 짧게 하여 노화, 치매와 관련이 있다. 반면에 오메가-3는 손상된 세포를 제거하는 세포 자살apoptosis 과정을 촉발하는데, 이는 신체가 질병을 스스로 치유하는 중요한 방법이다.

따라서 오메가-6와 오메가-3의 혈중 농도를 서로 비슷하게 유지해야 한다. 오메가-6과 오메가-3의 비율이 4:1 미만이면 건강하다고 간주한다. 이 비율을 넘으면 상황이 안 좋아지기 시작한다. 10:1을 넘으면 매우 심각하고, 15:1을 넘으면 만성 퇴행성 질환에 걸릴 가능성이 크다.

오메가-3에는 식물성(아마씨, 치아씨, 대마씨) 알파리놀렌산(ALA)과 동물성(자연산 연어, 방목한 달걀노른자 및 소고기, 정제된 어유) 도코사헥사엔산(DHA) 및 에이코사펜타엔산(EPA), 이렇게 세 가지가 있다. DHA는 건강한 두뇌 발달과 인지 기능을 지원하고, EPA는 염증과 싸우는 역할을 한다. ALA는 체내에서 DHA와 EPA로 전환되어야 하는데, 이는 매우 비효율적인 과정이다. 따라서 오메가-3를 충분히 섭취하는 가장 좋은 방법은 정제된 어유 보충제를 먹는 것이다.

◆ **단일 불포화지방**: 오메가-9 지방산을 말하며 아보카도, 아보카도유, 올리브유, 참기름, 마카다미아, 피스타치오, 아몬드에 들어 있다. 아보카도 칼로리의 77퍼센트를 차지하는 올레산은 오메가-9의 한 종류로, 염증을 감소시키고 심장 질환과 암을 예방한다.

* **올바른 포화지방**: 건강에 가장 좋은 포화지방은 코코넛유와 MCT유에 함유된 중쇄중성지방이다. 이 지방은 항염증제, 항산화제, 산의 완충제 역할을 하며, 소화관을 거치지 않고 간으로 바로 이동하여 케톤으로 전환되기 때문에 지방 연소를 촉진하는 데 탁월하다.

나는 코코넛유를 완벽한 식품이라고 생각한다. 이 기름은 고도로 알칼리성이다. 고온에서도 질 저하 없이 조리할 수 있으며, 스무디에 섞어 먹거나 숟가락으로 떠서 바로 먹을 수 있어 활용도가 매우 높다. 또한 항균, 항바이러스, 항진균 작용을 하는 카프릭산, 카프릴산, 라우르산을 함유해 감염을 예방하는 데 효과적이다.

매일 건강한 지방을 충분히 섭취하는 것만큼이나 중요한 것은 오메가-6와 오메가-3의 적정 비율을 무너뜨리고 질병을 유발할 수 있는 아래의 **해로운 지방**을 피하는 것이다.

* 카놀라유, 옥수수유, 포도씨유, 해바라기유, 목화씨유, 홍화유
* 땅콩, 땅콩버터, 땅콩기름, 대두, 대두유
* 아마씨유, 대마씨유, 치아씨유, 호두유(*씨앗과 열매 자체는 몸에 좋지만 기름으로 만들면 빠르게 산패한다)
* 경화유(마가린, 쇼트닝)
* 일반적으로 사육한 소고기, 닭고기, 달걀, 돼지고기
* 염장육(스팸, 핫도그, 살라미)
* 양식 생선(연어 포함)
* 트랜스 지방

설탕이 입힌 DNA 손상을 복구하는 마법의 지방

2019년 UCLA의 연구로 오메가-3 섭취가 더욱 중요해졌다. 연구진은 과당이 특정 유전자 스위치를 켜고 끔으로써 뇌의 DNA 발현 방식을 변화시킨다는 사실을 발견했다. 당뇨병, 심혈관 질환, 알츠하이머병, ADHD를 포함한 많은 질병이 뇌 DNA의 유전적 변화와 관련이 있다.

좋은 소식은 과당이 초래한 유전적 변화를 DHA가 역전시킨다는 사실이다. 이 연구 논문의 책임 저자이자 UCLA 통합 생물학 및 생리학 조교수인 샤 양Xia Yang은 "DHA는 한두 개의 유전자만 변화시키는 것이 아니라 놀랍게도 전체 유전자 패턴을 정상으로 되돌릴 수 있는 것으로 보인다"[2]라고 말했다. 설탕을 줄이고 DHA를 포함한 건강한 지방을 늘리면 유전자 수준에까지 더 유익한 영향을 미칠 수 있다.

설탕과 인지 기능 저하의 연관성이 알려진 것은 이때가 처음이 아니다. 2012년에 발표된 한 연구는 쥐들에게 6주 동안 액상과당으로 단맛을 낸 음료를 먹인 후, 학습한 미로를 기억하는 능력을 테스트했다. 그결과, 이 쥐들은 움직임이 느려지고 뇌의 시냅스 간 활동이 저하되었다. 같은 기간에 DHA를 포함한 오메가-3 지방산을 먹인 다른 쥐들은 미로를 더 잘, 더 빨리 기억해 냈다.[3]

지금부터 계속 먹어야 할 지방

다음은 정기적으로 섭취하기 좋은 건강한 지방의 목록이다. 단독으로 먹거나, 요리에 넣거나, 채소나 샐러드 위에 뿌려도 좋다. 이런 지방이 모든 음식을 더 맛있고 포만감 있게 만들어 준다는 사실을 알게 될 것이다.

범주	음식	1회 제공량
오메가-3	자연산 연어	손바닥 크기
	송어	손바닥 크기
	청어	손바닥 크기
	멸치	1/4컵
	방목한 유기농 달걀	1개
	쇠비름	1/2컵
씨앗	치아씨	1큰술
	아마씨	1큰술
	대마씨	1큰술
	호박씨	1큰술
	참깨	1큰술
	해바라기씨	1큰술
	블랙커민씨	1큰술
견과류	아몬드	작은 한 줌(5~10개)
	호두	작은 한 줌(5~10개)
	피칸	작은 한 줌(5~10개)
	헤이즐넛	작은 한 줌(5~10개)
	브라질너트	작은 한 줌(2~3개)
견과류 버터	아몬드 버터	1큰술
	카카오 버터	1큰술
	코코넛 버터	1큰술
	마카다미아 버터	1큰술
기름	아보카도유	1큰술
	코코넛유	1큰술
	MCT유	1큰술
	엑스트라 버진 올리브유	1큰술
견과 밀크	아몬드 밀크(무가당)	1/2컵
	코코넛 밀크(무가당)	1/2컵
기타	아보카도	1/2개
	올리브	5개

지방을 추가하는 방법

앞으로 3일 동안 채소를 계속 섭취하면서 건강한 지방을 매일 7~10회 제공량 섭취한다. 하루 세 끼 식사를 기준으로 한 끼에 2~3회 제공량씩 섭취하는 셈이다. 이를 위한 구체적인 전략은 다음과 같다.

◆ 건강에 해로운 지방을 건강한 지방으로 대체한다. 예를 들어, 대두유나 해바라기유가 함유된 시판 샐러드드레싱을 사용하고 있다면, 엑스트라 버진 올리브유 한 스푼과 갓 짜낸 레몬즙으로 바꾼다.
◆ 163쪽 목록에 소개한 기름으로 조리한다.
◆ 채소 스무디를 포함해 모든 요리에 건강한 기름 한 스푼을 첨가한다.
◆ 커피나 차에 코코넛유 또는 MCT유를 넣는다.
◆ 샐러드, 채소 요리에 견과류와 씨앗을 추가한다.
◆ 물이나 무가당 아몬드 밀크, 또는 1단계에서 마시기 시작한 채소 스무디에 치아씨 한 스푼을 추가한다.
◆ 간식이 필요하다면 탄수화물이 많은 스낵(예를 들어 감자칩) 대신 생견과류, 생씨앗, 올리브 또는 아보카도를 먹는다.

1단계에서 미네랄을 섭취하면서 설탕 갈망이 줄기 시작했을 텐데, 여기에 건강한 지방을 추가하면 갈망을 더욱 줄이는 데 도움이 된다. 지금 유일하게 주의해야 할 사항은 탄수화물을 너무 많이 먹지 않는 것이다. 탄수화물을 줄이지 않고 지방만 늘리면 결국 체중이 증가한다.

7장 '탈설탕 2단계' 실행 계획

▶ 매끼 최소 2~3회 제공량의 건강한 지방을 섭취한다.

▶ 1단계에서 먹기 시작한 채소를 같은 빈도로 계속 섭취한다.

▶ 간식을 먹지 않아도 배가 고프지 않다면 생략해도 괜찮다. 여전히 간식이 먹고 싶다면 건강한 고지방 간식을 선택한다.

▶ 258쪽 표를 작성하여 이 단계가 자신에게 어떤 영향을 미치는지 파악하고, 1단계 때의 느낌과 비교하라.

8장

3단계(DAY 7~9)
단백질을 영리하게 섭취하라

단백질은 모든 식단에서 필수 요소다. 단백질을 구성하는 아미노산은 뼈, 근육, 호르몬을 만들고 회복하는 데 사용된다. 그만큼 중요하기는 하지만 다소 과대 평가된 것도 사실이다. 이해한다. 지방은 수년간 악마 취급을 받았고, 최근에는 탄수화물이 공공의 적으로 비난받고 있으니 말이다. 문제는 단백질 역시 과도하게 섭취하면 문제가 발생한다는 점이다.

단백질의 주요 문제는 다음과 같다. 첫째, 몸은 생각보다 훨씬 적은 양의 단백질이 필요하다. 둘째, 우리는 주로 동물 식품에서 단백질을 얻는데, 여기에는 동물의 먹이로 사용되는 대두와 옥수수의 염증성 오메가-6 지방산과 해로운 화학 잔류물이 잔뜩 들어 있다. 동물 단백질은 또한 산성도가 매우 높으며 일반적으로 다량의 항생물질을 함유한다. "당신이 먹는 것이 당신이다"가 아니라 "당신이 먹는 동물이 먹는 것이 당신이다!" 고기를 좋아하는 사람이라면 안심하라. 아예 먹지 말라는 뜻은 아니니까. 매끼 먹지 않고 하루에 최대 한 번으로 제한하는 방법이 있다.

한편 단백질을 충분히 섭취하지 못하는 사람도 있다. 단백질 섭취가 부족하면 설탕에 대한 갈망이 강하게 나타난다. 에너지가 필요하다는 걸 몸이 알아차리고, 가장 빠르게 에너지를 공급하는 음식, 즉 탄수화물과 설탕을 갈망하게 된다. 당분이 당길 때 실제로 몸은 단백질을 절실히 원하는 경우가 많다. 따라서 적절한 양과 질의 단백질을 섭취하면 당에 대한 갈망을 이겨 낼 수 있다. 또한 단백질은 혈당 수치를 유지하고 행복 호르몬인 세로토닌 생성을 크게 돕는다. 세로토닌은 식욕 조절에도 중요한 역할을 한다.

탈설탕 프로그램 3단계에서는 단백질 섭취 습관을 재설정하는 것이 핵심이다. 먼저, 왜 단백질에 더 세심한 주의를 기울여야 하는지 살펴보자.

동물 단백질 과다 섭취의 위험

인체를 유지하고 복구하는 데 필요한 단백질은 생각보다 훨씬 적다. 그 이상의 단백질을 섭취하면 간에서 포도당신생합성을 통해 포도당으로 전환된다. 이는 사용되지 않은 모든 단백질이 혈당과 인슐린 수치를 상승시키고, 지방 저장을 유발한다는 의미다. 고단백질 섭취가 체중 증가와 연관이 있는 것도 이 때문이다.[1] 간단히 말하자면, 고기를 배 터지도록 먹으면 당이 혈류로 흘러 들어가 체중이 늘어날 수 있다. 중요한 것은 식물 단백질이 아니라 동물 단백질을 너무 많이 섭취할 때만 이런 문제가 발생한다는 점인데, 이에 관해서는 뒤에서 더 자세히 설명하겠다.

그 외에도 단백질 과다 섭취는 다음과 같은 부작용을 일으킬 수 있다.

신장에 스트레스를 준다. 단백질을 많이 섭취하면 단백질 대사의 부산물인 혈액요소질소(BUN)도 다량 생성된다. 혈액요소질소는 신장에 신호를 보내 수분을 제거하고 칼슘, 마그네슘, 칼륨, 탄산수소나트륨과 같은 완충 미네랄을 운반하도록 한다. 그 결과 신장이 과로하고 탈수 증상이 나타나며 미네랄이 결핍될 수 있다. 고단백질 섭취는 신장결석과도 관련이 있다.[2]

뼈에서 미네랄이 빠져나가게 한다. 신장을 통해 배설되는 단백질 대사의 다른 부산물로는 요소와 암모니아, 그리고 질산, 황산, 인산이라는 세 가지 산이 있다. 뼈와 근육은 산을 완화하기 위해 일부 미네랄을 방출하고, 산과 미네랄은 함께 소변을 통해 체외로 배출된다. 시간이 흐르면서 이러한 미네랄 고갈로 뼈가 약해진다.[3]

병원성 세균과 효모의 성장을 촉진한다. 과도한 단백질은 당으로 전환되고, 나쁜 세균과 효모가 이 당분을 먹고 자란다. 특히 칸디다균과 같은 효모의 수치가 높아진다.

장 기능을 손상한다. 미국에서 판매되는 항생제의 80퍼센트를 축

산업계가 구매한다. 당신은 최근에 항생제를 먹지 않았다고 생각할 수도 있지만, 어제저녁에 식당에서 일반적으로 사육된 닭고기를 먹었다면 항생제도 함께 먹었을 가능성이 크다. 이런 항생제는 장에서 터지는 네이팜탄과 같아서, 장 누수 증후군을 일으켜 이후 몇 년 동안 영향을 미칠 수 있다.

미국 농장에서 사육되는 동물의 무려 99퍼센트가 밀집형 가축 사육 시설(CAFO)에서 자라는데,[4] 이 동물들은 농약에 내성을 갖도록 유전자 변형된, 오메가-6 지방산이 많은 인공 곡물 사료를 통해 독성 화학물질도 엄청나게 섭취한다. 이런 고기를 먹으면 고기에 든 지방과 독소가 그대로 인체에 전달된다. 항생제와 살충제는 장내 유익균을 죽이고, 오메가-6 지방산은 염증과 장 누수를 유발할 수 있다. 그뿐만 아니라 동물들이 도살당하는 마지막 순간에 분비하는 코르티솔로 인해 우리는 말 그대로 동물들의 공포감까지 섭취하게 된다.

암에 걸릴 위험을 높인다. 단백질이 너무 많으면 포유류 라파마이신 표적(mTOR)으로 알려진 체내의 중요한 신호 전달 경로가 자극받는다. 정상적인 상황에서 mTOR은 세포 재생에 중요한 역할을 하지만, 과도하게 자극을 받으면 암세포 증식과 같은 원치 않은 결과를 낳을 수 있다. 동물 실험에서 단백질 섭취를 줄이면 mTOR이 억제되어[5] 암이 자랄 가능성이 줄어든다고 밝혀졌다.

수명에 부정적인 영향을 미친다. 우리 몸은 손상(성장)과 손상 제어(복구) 사이에서 끊임없는 긴장을 유지한다. 손상 쪽으로 저울을 기울이는 호르몬 중 하나가 인슐린 유사 성장인자 1(IGF-1)이며, 단백질 섭취량에 따라 IGF-1 생산량이 결정된다. 성장 호르몬을 주입한 소의 우유에서 종종 발견되는 IGF-1은 여아의 성조숙증과 관련이 있으며, 건강한 유방 세포를 암세포로 돌연변이시키고 대장암을 유발하는 것으로 알려졌다. 단백질 섭취량이 낮거나 적당하면 IGF-1도 낮게 유지되어 수명을 늘릴 수 있다.

탄수화물 섭취를 줄이고 지방 섭취를 늘리면서, 단백질 섭취를 조절하지 않는 것은 한쪽 바퀴가 빠진 벤츠를 운전하는 것과 같다. 단백질을 적정량 섭취함으로써 포도당과 인슐린, mTOR, IGF-1을 낮게 유지하면 몸이 손상 모드에서 벗어나 유지 및 복구 모드로 전환할 수 있다. 적절한 종류의 단백질을 적절한 양으로 섭취하는 방법을 살펴보자.

필요한 단백질량을 계산하라

일반적으로 하루에 40~70그램의 단백질을 섭취하는 것이 바람직하며, 이 양은 총칼로리 섭취량의 20퍼센트 미만이어야 한다. 자신에게 맞는 정확한 단백질량은 체격, 활동 수준, 삶의 단계에 따라 달라지므로, 이를 알아보려면 우선 계산기를 꺼내야 한다(수학에 매우 뛰어나지 않다면).

하루에 필요한 단백질의 양을 계산할 때는 실제 몸무게보다 이상적인 몸무게를 기준으로 한다. 현재 몸무게가 68킬로그램이고 이상적인 몸무게가 59킬로그램이라고 가정해 보자. 체중 1킬로그램당 단백질 0.8그램을 섭취해야 하므로, 이상적인 체중인 59킬로그램에 0.8을 곱한다. 그 결과인 47.2를 반올림하면 47이 나온다. 즉, 이상적인 몸무게가 59킬로그램인 사람이 하루에 섭취해야 하는 단백질 총량은 약 47그램이다.

만약 임신 중이거나, 운동선수거나, 육체노동이 많은 직업에 종사하거나, 70세 이상이라면[6] 이 수치에서 25퍼센트를 늘린다.

일일 단백질 목표량: 이상적인 몸무게(kg) × 0.8 = _____(g)

일일 단백질 목표량을 알고 나면, 이 양을 온종일 일정하게 분배해서 섭취하는 것이 좋다. 하루 세 끼 식사를 하고 일일 단백질 목표량이 47그램이라면, 한 끼에 15~16그램의 단백질을 섭취해야 한다. 하루 두 끼만 먹는다면, 한 끼에 23~24그램의 단백질을 섭취하면 된다.

익힌 고기 90그램 또는 생선 120그램은 평균 21그램의 단백질을 함유한다. 이는 한 끼에 섭취해야 하는 단백질의 양과 거의 같거나 더 많다(따라서 227그램 햄버거나 510그램 스테이크는 한 끼에 섭취하기엔 단백질이 너무 많다). 달걀 한 개 또는 삶은 병아리콩 1/2컵은 6그램의 단백질을 함유한다. 채소에도 단백질이 들어 있다는 점을 기억하라. 예를 들어, 시금치 한 컵은 5그램, 케일 한 컵은 2.5그램의 단백질을 함유한다. 대마씨는 최고의 식물 단백질 공급원으로, 3큰술당 11그램의 단백질을 제공한다. 이처럼 단백질 필요량을 충족하는 일은 그리 어렵지 않고, 커다란 스테이크가 필요하지 않다.

자신이 먹은 음식을 되돌아보며 당 섭취량을 파악한 것처럼, 단백질 섭취량을 따져 보는 것도 도움이 된다. 47쪽에서 작성한 48시간 음식 일지로 돌아가 단백질을 몇 그램 섭취했는지 계산해 보자.

대부분 독자가 이 중요한 부분을 건너뛰는 경향이 있다는 것을 알고 있다. 하지만 삶을 변화시키려면 과거와 다른 방식으로 행동해야 한다. 자신도 모르는 습관을 바꿀 수는 없다. 그러니 자신이 얼마나 많은 혹은 적은 단백질을 섭취하고 있는지 확인해 보고 깨닫길 바란다!

명심하건대, 채식주의자나 비건이라 할지라도 너무 많은 단백질을 섭취할 가능성이 있다. 2013년 연구에서 7만 명 이상의 육류 섭취자, 채식주의자, 비건의 영양 섭취량을 살펴보았다. 육식을 하는 사람들은 하루에 실제로 필요한 양보다 80퍼센트 더 많은 단백질을 섭취한다고 나타났다. 놀라운 것은 채식주의자와 비건도 70퍼센트나 많은 단백질을 섭취하고 있었다는 점이다.[7]

최고 품질의 동물 단백질을 섭취하라

나는 식물 단백질 섭취를 적극적으로 지지하지만, 고기를 완전히 끊으라고 요구할 생각은 없다. 다만 필요 이상으로 섭취하지 말고, 일주일에 7회 이하로 제한하며(하루에 1회 제공량), 최고 품질의 고기를 먹으라고 말하고 싶다.

일반적으로 가장 좋은 고기는 목초지에서 방목하여 항생제와 호르몬 투여 없이 키운 것이다. 방목은 동물들이 자연 식단인 풀과 씨앗, 곤충을 찾아 먹을 수 있다는 뜻이다. 달걀은 흰자뿐만 아니라 노른자도 꼭 먹어야 하는데, 좋은 오메가-3 지방산(DHA)이 들어 있기 때문이다. 단백질 섭취를 적절하게 유지하기 위해 달걀을 세 개나 넣은 오믈렛을 먹을 필요는 없다. 아보카도나 볶은 채소와 함께 달걀 한두 개(코코넛유나 올리브유로 조리)만 먹어도 한 끼에 필요한 단백질을 모두 채울 수 있다. 달걀은 항상 방목, 유기농 닭이 낳은 것인지 확인하라. 가격은 좀 더 비싸겠지만, 자신과 가족의 건강보다 더 중요한 것은 없으므로 그만큼 가치가 있다.

궁극적으로, 좋은 고기를 먹는다는 건 다시 부엌으로 돌아가야 한다는 의미다. 외식을 많이 할수록 식재료를 통제할 수 없다. 이렇게 생각해 보자. 당신의 최우선 순위는 건강이고, 식당의 최우선 순위는 수익이다. 식당 주인이 야생에서 잡거나 풀을 먹여 키운 동물 고기를 사려면 비용이 너무 많이 든다. 미슐랭 5성급 레스토랑일지라도 고품질 재료에 그만한 비용을 지출할 곳은 매우 드물다. 그러니 메뉴에 "목초육" 또는 "자연산 생선"이라고 적혀 있지 않다면 그런 재료를 사용하지 않은 것이 거의 확실하다. 고기를 먹을 거라면 집에서 먹자.

고기와 달걀의 품질을 보장받는 가장 좋은 방법은 사육 방식을 확인할 수 있는 농산물 직판장이나 명성 있는 공급처(온라인 포함)에서 구매하는 것이다. 구매량을 줄이면 비슷한 금액으로 질이 더 좋은 고기를 살 수 있다.

다음 표의 첫 번째 칸에 해당하는 동물 단백질을 적당히 섭취하고, 두 번째와 세 번째 칸에 적힌 식품을 더 많이 섭취하라.

먹어도 되는 동물 단백질	더 나은 단백질	최고의 단백질
목초 사육 유기농 육류(소고기, 닭가슴살, 양고기 등) 소량과 달걀	연어, 청어, 멸치, 송어, 넙치, 가리비, 대구 등 오메가-3가 풍부한 자연산 생선	견과류, 씨앗, 콩류, 퀴노아, 클로렐라, 밀싹, 식물 단백질 분말

염증을 가장 많이 일으키는 동물 단백질 1위

붉은 고기가 동물 단백질 중에서 가장 건강하지 않다고들 생각하지만, 실제로 가장 해로운 동물 단백질 1위는 닭이다. 옥수수와 대두를 먹고 자란 닭에 염증성 오메가-6 지방산인 아라키돈산의 함량이 가장 높기 때문이다. 그런데 이는 기존 방식으로 사육된 닭에만 해당한다. 이런 닭은 목초지에서 기른 닭보다 아라키돈산 함량이 40배나 높다. 그러니 가격이 더 비싸더라도 목초지에서 자란 고기를 선택할 만한 이유가 충분하다.

그래도 일반 닭고기를 먹어야 한다면, 시금치, 근대, 미나리, 루콜라, 케일, 브로콜리 잎, 엔다이브와 같은 쓴맛이 나는 녹색 채소와 함께 먹으면 염증을 어느 정도 중화할 수 있다.

식물 단백질을 선호하는 이유

식물 단백질이 동물 단백질보다 건강에 더 좋다는 증거는 분명하다. 2018년《국제역학저널》에 발표된 연구에서 8만 명 이상의 참가자를 대상으로 1년 동안 전반적인 식단에 대한 설문조사를 실시한 후 6~12년간 추적 조사했다. 참가자가 식물 단백질과 동물 단백질을 얼마나 섭취했는지 분석한 결과, 육류 섭취량이 많을수록 심혈관 질환 사망 위험이 높아지고, 견과류와 씨앗에서 단백질을 많이 섭취할수록 위험이 낮아진다고 밝혀졌다. 육류 섭취량이 가장 높은 그룹은 가장 낮은 그룹보다 위험이 60퍼센트 더 높았다. 견과류와 씨앗을 가장 많이 먹는 그룹은 가장 적게 먹는 그룹보다 위험이 40퍼센트 낮았다.[8] 그 외 연구 결과는 다음과 같다.

- 육류는 최종당화산물(AGEs) 함량이 높다. 2장에서 설명한 AGEs는 과도한 당분을 섭취할 때 뇌에 형성되는 끈적끈적한 단백질이며, 심혈관 손상을 일으키는 물질이다.[9] 당뇨병이 있는 사람은 손상이 더 심하다.[10]
- 붉은 육류와 가공육(소시지, 살라미, 스팸)의 과다 섭취는 대장암과 관련이 있다.[11]
- 육류는 철분 함량이 높다. 나이가 들면 특히 남성과 완경 여성의 철분 수치가 지나치게 높아지는 경향이 있는데, 철분은 쉽게 산화되어 염증을 유발하고 심혈관 질환 및 알츠하이머병 등 노화 관련 질병에 영향을 미친다.[12] 붉은 육류와 가금류에 함유된 동물성 철분을 하루에 1밀리그램만 섭취해도 심혈관 질환 위험이 27퍼센트 증가한다. 햄버거에는 2~3밀리그램이 포함되어 있다.
- 육류는 당뇨병 위험을 높인다. 하루에 붉은 고기를 1/2회 제공량만 더 먹어도 제2형 당뇨병에 걸릴 위험이 48퍼센트나 높아진다.
- 육류는 수명을 단축한다. 하버드대학의 한 연구에 따르면 붉은 고

기를 가장 많이 섭취한 사람들이 가장 젊은 나이에 사망했으며, 주로 대장암이나 심혈관 질환으로 사망한 것으로 나타났다. 육류 섭취를 완전히 끊거나 현저히 줄인 사람들은 수명이 20퍼센트 연장되었다.

게다가 육류를 소화하고 흡수하는 데는 많은 에너지가 필요한데, 이는 섭취하는 단백질의 양을 고려할 때 다소 낭비적인 지출이다. 또한 나이가 들수록 육류를 분해하는 인체 효소의 생산이 줄어든다. 따라서 단백질을 많이 섭취하더라도 그 안에 포함된 영양소를 충분히 흡수하지 못할 수 있다. 익힌 렌틸콩 1컵으로 소고기 85그램이나 달걀 3개와 같은 양의 단백질을 섭취할 수 있는데, 왜 그런 수고와 위험을 감내해야 할까?

샌드위치를 거절하라

흔한 점심 메뉴인 햄 샌드위치는 몸에 끔찍하게 해롭다. 두 개의 설탕 쓰나미 사이에 암을 끼워 넣었다고 할 정도다. 왜 그럴까? 앞서 말했듯이 가공육은 대장암과 관련이 있다. 또한 밀가루 빵에는 글루텐이 많이 함유되어 있을 뿐만 아니라, 췌장 및 위장 효소에 의해 비정상적으로 소화되기 쉬운 탄수화물인 아밀로펙틴 A가 들어 있어 혈당을 매우 높은 수준으로 끌어올릴 수 있다. 《밀가루 똥배Wheat Belly》의 저자 윌리엄 데이비스William Davis 박사는 "식빵 두 조각은 식탁용 설탕 6작은술보다 혈당을 더 많이 올린다"라고 말했다.

탈설탕 프로그램은 새로운 식품을 더하는 것이지 기존에 즐겨 먹던 식품을 빼는 것이 아니라는 점을 기억하라. 식물 식품을 더 많이 섭취하는 데 초점을 맞추면 식물로 모든 단백질 필요량을 충족하는 일이 매우 쉬우며, 따라서 자연스럽게 육류 섭취가 줄어들고 기분이 아주 좋아진다는 사실을 알게 될 것이다.

영리하게 단백질을 섭취하는 방법

탈설탕 프로그램 3단계에서는 두 가지 과제를 해결해야 한다.

첫째, 현재 섭취하고 있는 단백질의 양과 실제 필요한 양을 파악하여 자신에게 맞는 건강한 범위로 단백질 섭취량을 조절한다.
둘째, 가능한 한 고품질의 식물 단백질로 섭취한다.

육식을 하는 사람이라면 하루에 적어도 한 가지 이상의 단백질을 식물 식품으로 섭취하라. 육류는 주메뉴가 아닌 곁들임으로 즐기고, 항상 샐러드나 녹색 채소와 함께 섭취하는 것이 좋다. 채식주의자나 비건은 대마씨, 치아씨, 퀴노아 등 양질의 단백질 공급원을 충분히 섭취하면 자연스럽게 탄수화물 섭취를 줄일 수 있다.
식물 단백질을 최대한 쉽게 더 많이 섭취할 수 있도록 내가 가장 좋아하는 10가지 공급원을 소개한다.

추천하는 식물 단백질 10

식물 단백질은 단백질 자체가 풍부할 뿐만 아니라(통념과는 달리) 엽산, 항산화제, 전해질과 같은 필수 영양소를 섭취할 수 있는 좋은 방법이다. 반면에 동물 단백질에는 이러한 영양소가 부족한 경우가 많고, 건강을 해치는 질산염, 나트륨, 항생제가 포함될 수 있다. 식물 단백질의 훌륭한 공급원은 매우 다양한데, 여기에 소개하는 식품들은 맛있고 용도가 다양하며 구매와 보관이 쉽다. 이러한 식품을 하루 2~3회 나누어 섭취하는 것을 목표로 삼자.

❶ 콩

1컵당 단백질 함량: 녹두(14g), 팥(17g), 감태(16g), 검정콩(15g), 흰콩(17g), 강낭콩(15g)

알칼리성 식품이며 아연, 칼슘, 셀레늄, 엽산 등 미네랄의 좋은 공급원이다. 다용도로 쓸 수 있고, 저렴하며, 오래 보관할 수 있어 우리 집 주방에는 항상 여러 종류의 콩이 갖춰져 있다. 콩을 소화하기 힘든 사람이라면 182쪽을 참고하라.

❷ 렌틸콩

1컵당 단백질 함량: 18g

25퍼센트 이상이 단백질로 구성되어 있으며 비타민 B군, 마그네슘, 아연, 칼륨의 훌륭한 공급원이다. 갈색, 빨간색, 노란색, 녹색, 검은색 등 다양한 품종을 맛볼 수 있어 질리지 않고 즐길 수 있다.

단, 장에 자극과 염증을 유발하는 렉틴과 같은 항영양소antinutrients
를 제거하기 위해 불리거나 발아시키는 것이 중요하다.

❸ 병아리콩

1컵당 단백질 함량: 12g

다양한 종류의 음식과 잘 어울려 전 세계 요리에 사용되는 병아리
콩은 혈당을 안정시키고 소화에 도움이 되는 식이섬유의 훌륭한
공급원이다. 카레, 수프, 스튜, 샐러드 어디에 넣어도 훌륭하다. 물
론 후무스의 주재료이기도 하다.

❹ 퀴노아

1컵당 단백질 함량: 8g

재미있게도 퀴노아는 곡물이 아니라 시금치, 비트, 근대와 비슷한
식물 씨앗이다. 아홉 가지 필수 아미노산을 모두 함유하며(완전 단
백질이라는 의미), 곡물을 대체할 수 있는 훌륭한 식품이다. 다만,
사포닌이라는 천연 식물 화학물질로 덮여 있어 쓴맛이나 비눗물
맛이 날 수 있으니, 요리하기 전에 반드시 잘 헹궈야 한다. 우리 집
에서는 퀴노아를 항상 한 솥 가득 익혀 냉장고에 보관해 두었다가
필요할 때마다 쓴다.

❺ 아몬드

1/4컵당 단백질 함량: 7.5g

이 맛있는 견과류는 비타민 E, 마그네슘, 망간과 함께 섬유질이 풍

부하다. 한 가지 주의해야 할 점은 일부 제조사에서 '유기농'이라고 표시된 아몬드의 살균 과정에도 폴리우레탄 제조에 사용되는 화학물질인 프로필렌옥사이드(PPO)를 쓴다는 것이다. 미국 환경보호청은 이 물질을 공식적으로 '발암 가능성이 있는 2B 발암물질'로 분류했다.'[13] 따라서 PPO를 사용하여 살균하지 않은 아몬드를 구입해야 한다. 아몬드 우유 또는 아몬드 버터로 즐겨도 좋다.

❻ 대마씨(헴프 시드)

2큰술당 단백질 함량: 10g

대마씨(마리화나의 사촌 격이지만 황홀감을 주지는 않는다)는 칼로리의 3분의 1이 단백질에서 비롯되며, 아홉 가지 아미노산이 골고루 들어 있고, 체내에서 쉽게 소화된다. 또한 오메가-3 지방산도 많이 함유한 다기능 식품이다. 잣과 비슷하게 고소하고 진한 견과류 맛이 나니, 스무디에 넣거나, 샐러드, 볶은 채소 위에 뿌려 먹으면 좋다.

❼ 치아씨

2큰술당 단백질 함량: 5g

역시나 아홉 가지 필수 아미노산이 모두 들어 있으며, 오메가-3의 훌륭한 공급원이다. 단백질 50퍼센트와 오메가-3 지방산 50퍼센트를 함유한다. 또한 식이섬유가 40퍼센트나 들어 있어 최고의 식이섬유 공급원 중 하나다. 스무디나 음료, 녹즙에 넣어도 좋고, 베이킹 할 때 물에 불려서 달걀 대용으로 사용할 수도 있다.

변비가 있다면, 치아씨 2큰술을 물 한 컵에 10분간 불려서 매일 마셔 보자.

❽ 호박씨

2큰술당 단백질 함량: 9g

이 강력한 씨앗은 아삭한 식감과 놀라운 단백질 함량을 자랑한다. 마그네슘, 철분, 아연, 오메가-3, 섬유질도 풍부하게 함유되어 있다.

❾ 아보카도

1컵당 단백질 함량: 10g

아보카도는 건강한 지방과 섬유질이 풍부할 뿐만 아니라 단백질의 중요한 공급원이므로 마음껏 먹어도 된다. 얇게 썰어 올리브유, 히말라야 핑크 소금, 레몬즙, 대마씨를 뿌려 먹거나, 과카몰레를 만들어 채소 스틱과 함께 먹거나, 스무디에 넣어도 좋다. 정말 완벽한 식품이다.

❿ 브로콜리

1컵당 단백질 함량: 5g

놀랍게도 녹색 채소에도 단백질이 들어 있는데, 브로콜리가 그중 하나다. 시금치와 케일에도 단백질이 들어 있지만, 탈설탕 1단계부터 이미 시금치와 케일을 충분히 먹고 있다면 이번에는 브로콜리를 더 많이 먹어 보길 바란다. 브로콜리는 항암 효과가 있으며, 칼슘과 항산화제, 특히 비타민 C의 좋은 공급원이다.

콩이 소화가 잘 안 된다면

인체는 콩의 당분을 소화하는 데 필요한 효소를 생산하지 못한다. 또한 콩에는 소화기관에 악영향을 미치는 피트산phytic acid과 렉틴 같은 항영양소가 많이 들어 있다. 그래서 콩을 먹으면 가스가 발생한다고 하는데, 다행히 콩을 더 잘 소화할 방법이 있다.

콩을 불려서 싹을 틔우면 렉틴과 피트산 함량이 줄고, 마른 콩에 수분이 공급되어 소화기관을 통과할 때 불편감이 사라진다. 다음은 콩을 불리는 두 가지 방법이다.

◆ 전통적인 방법: 마른 콩을 그릇에 담고 잠기도록 물을 부어 밤새 냉장고에 넣어 둔다. 다음 날 아침에 물기를 빼서 헹구면 콩을 요리할 준비가 된 것이다(요리하기 전에 최소 8시간 동안 물에 담가 두어야 한다).

◆ 빠른 방법: 시간이 촉박할 때는 마른 콩을 큰 냄비에 넣고 잠기도록 물을 부은 다음, 소금 1작은술을 넣고 1분간 끓인다. 불을 끄고 뚜껑을 덮은 채로 1시간 동안 그대로 둔다.

콩을 불리거나 싹을 틔울 시간이 없는 경우, 다음과 같은 방법을 시도해 보라.

◆ 꼭꼭 씹어라. 소화의 첫 단계는 씹는 것이다.

◆ 압력 조리하라. 렉틴이 파괴되어 콩을 더 잘 소화할 수 있다.

◆ 익힐 때 말린 다시마나 잘게 자른 신선한 생강 몇 조각을 넣으면 콩이 더 쉽게 분해되어 가스와 복부 팽만감이 덜 생길 수 있다.

◆ 천천히 시작하라. 하루에 1큰술로 시작하여 1/2컵까지 점차 섭취량을 늘린다.

- 소화 효소를 섭취하라. 특히 35세 이상이거나 과민대장증후군 같은 소화 장애가 있는 경우 도움이 된다.
- 다양한 종류의 콩으로 실험해 보라. 팥이나 강낭콩 같은 작은 콩은 일반적으로 큰 콩보다 소화가 더 잘된다. 산성 성분이 많은 검은콩은 잘 맞지 않을 수도 있다.

단백질을 무엇과 함께 먹느냐도 중요하다

단백질은 위에서 산에 의해 소화되지만, 녹말(탄수화물이 풍부한 식품)은 위에서 분해되어 소장에서 알칼리성 화합물에 의해 소화된다. 단백질과 녹말을 함께 섭취하면 위의 산과 소장의 알칼리성 화학물질이 서로 상쇄되어 소화 과정이 억제된다. 그 결과 음식이 장에 머물면서 서서히 부패하여 가스와 복부 팽만감을 유발한다. 따라서 탄수화물이 풍부한 음식은 단백질과는 따로, 채소와 함께 섭취하는 것이 좋다. 채소는 '모든 음식'과 잘 어울린다!

8장 '탈설탕 3단계' 실행 계획

▶ 일일 단백질 섭취 목표량을 계산한다(171쪽).

▶ 47쪽에 작성한 48시간 음식 일지에서 실제로 섭취한 단백
질량을 계산한다.

▶ 실제 단백질 섭취량과 목표 섭취량을 비교해 본다.

▶ '추천하는 식물 단백질 10가지'(178쪽)를 참고하여 식물 단
백질 섭취량을 늘린다.

▶ 동물 단백질을 섭취하는 경우, 되도록 고품질을 선택하고
한 끼에 60~120그램 이내로 제한한다.

▶ 하루에 채소 3회 제공량과 한 끼에 지방 2~3회 제공량을 꾸
준히 섭취한다.

▶ 258쪽 표의 DAY 7~9 칸을 작성하여 이 단계가 자신에게
어떤 영향을 미치고 있는지 평가한다.

9장

4단계 (DAY 10~12)
허브와 향신료를 첨가하라

허브와 향신료는 단지 음식에 맛을 더하는 부가적인 것으로 생각하기 쉽다. 그러나 이 식물들은 혈당 조절, 해독 작용, 소화 촉진, 항염 효과 등 다양한 건강 혜택을 제공하는 영양소의 보고다. 또한 항산화 물질계의 슈퍼스타이기도 하다. 계피 1작은술에는 블루베리(과일 중 항산화 지수가 가장 높다) 1/2컵만큼의 항염 성분이, 오레가노 1/2작은술에는 고구마 1/2컵만큼의 항산화 성분이 들어 있다. 그와 동시에 음식의 맛과 향, 외관을 한 차원 높여 준다. 좋아하지 않을 이유가 있을까?

평소에 허브나 향신료를 그다지 즐기지 않는 사람도 있겠지만, 앞으로 3일이 지나면 모든 음식에 첨가하게 될 것이다. 사용이 아주 쉬울 뿐만 아니라 포만감을 주고 영양이 풍부하다는 사실을 직접 경험하게 될 테니까. 허브와 향신료가 선사하는 훌륭한 풍미에 놀랄 뿐만 아니라, 맛봉오리가 단것을 좋아하지 않도록 재훈련하는 데도 도움이 될 것이다.

4단계의 과제는 이제까지 해 온 것들을 계속 유지하면서 모든 식음료에 적어도 한 가지 이상의 허브(생 또는 말린 것)나 향신료를 더하는 것이다. 다음 장에서 자세히 배우겠지만, 식단 다양화는 장기적인 건강의 핵심 요소이며, 이를 위해 다양한 허브와 향신료를 활용하여 음식의 맛과 영양소 구성을 변화시킬 필요가 있다.

탈설탕을 돕는 허브와 향신료 10

건강과 에너지를 최적화하기 위해 요리할 때 자주 사용할 허브와 향신료를 다음과 같이 중요도 순으로 추천한다.

❶ 마늘

심혈관계 건강을 위해 단 하나의 음식이나 향신료를 선택할 수 있다면 바로 마늘일 것이다! 마늘 특유의 알싸한 냄새와 매운맛을 내는 강력한 성분인 알리신은 혈압을 낮추는 데 도움이 되며 항균, 항진균, 항바이러스, 항염 효과 등의 건강상 이점을 제공한다.

먹는 방법: 마늘은 구우면 단맛이 난다. 통마늘의 윗부분을 조금 잘라 내고 올리브유를 뿌려 구워 보라. 채소 요리에 구운 마늘 슬라이스를 더하거나, 샐러드드레싱에 다진 생마늘을 넣는다.

❷ 생강

무수한 용도로 쓰이는 생강은 향신료계의 만능 칼과도 같다. 메스꺼움 증상(입덧 포함)이 있을 때 강력한 치료제이며,[1] 임신을 촉진하고 혈액순환을 개선한다. 탈이 난 위를 가라앉히는 데도 매우 효과적이다. 로체스터대학 메디컬센터의 연구에 따르면 화학요법을 받는 환자들이 치료 전후에 생강을 먹었더니 메스꺼움이 40퍼센트 감소했다고 한다.[2] 몸을 따뜻하게 하고 땀을 흘리게 하여 해독 작용을 촉진하며, 천연 거담제 역할과 항염 작용도 한다. 나는 생강을 먹거나 생강차를 마시면 위장이 진정되는 동시에 기운이 솟는다.

먹는 방법: 생강의 매콤한 맛은 녹즙이나 스무디에 넣어 먹기에 아주 좋다. 조금만 넣어도 효과가 크니, 신선한 다진 생강 1/2~1작은술 정도를 1회 제공량으로 사용하라. 생강차로 즐겨도 좋다.

❸ 강황

생강처럼 생긴 이 울퉁불퉁한 뿌리는 요즘 요리계에서 인기 절정이다. 내가 사는 뉴욕에서는 어느 카페에 가든 강황 라테를 볼 수 있다. 더 이상 카레 가루에 들어가는 여러 향신료 중 하나, 또는 항염 효과를 얻기 위한 영양제로만 여겨지지 않는다. 강황의 항염 효과는 커큐민curcumin에서 비롯되며, 관절염 치료제로 사용될 정도로 강력하다. 강황은 종양의 성장을 늦추는 항바이러스제이기도 하다. 자, 강황의 효능을 누릴 준비가 되었는가? 하루에 강황 가루 1/2~1작은술(2.5~5그램)을 음식과 함께 섭취하는 것을 목표로 하라.

먹는 방법: 강황은 사실 그 자체로는 맵지 않다. 볶음 요리에 사용하거나, 카레와 수프, 샐러드드레싱에 첨가해 보자. 구운 채소의 심심함에 싫증이 났다면 강황으로 색다른 풍미를 더하는 것도 좋은 방법이다. 생선을 굽거나 튀길 때 뿌려도 맛있다. 우유에 타서 마시거나 스무디에 넣어도 된다. 통후추를 약간 섞어 사용하면 강황의 생체이용률과 효능을 높일 수 있다.

❹ 계피

이 따뜻한 향신료는 대표적인 혈당 조절제다. 위장에서 음식물 배출을 늦추어 고탄수화물 음식을 먹어도 혈당이 급격히 상승하지 않도록 하는 효과가 있다. 실제로 2013년에 발표된 10건의 연구를 검토한 결과, 계피가 공복 혈당과 총콜레스테롤을 모두 낮춘다고 밝혀졌다.[3] 또한 염증을 줄이고 면역 체계를 지원하며 산성식품을 알칼리성식품으로 만들어 준다. 한 가지 주의할 점으로, 계피에 함유된 쿠마린이라는 화합물은 천연 항응고제이므로 혈액 희석제를 복용하는 사람이 계피를 너무 많이 섭취하면 문제가 될 수 있다. 계피에는 실론ceylon 계피와 카시아cassia 계피 두 종류가 있는데, 실론 계피가 쿠마린 성분이 미량만 들어 있어 더 안전하고 좋은 공급원이다.

먹는 방법: 계피 가루를 커피, 차, 스무디, 베리류, 사과에 뿌려 먹는다. 계피 가루 1작은술을 뜨거운 물 한 컵에 넣어 계피차를 만들 수도 있다. 항균 효과가 있어 감기에 걸렸을 때 바이러스를 퇴치하고 과식했을 때 소화를 돕는다. 꿀과 함께 먹으면 꿀의 당분을 제

거하는 효과가 있다.

❺ 고수

멕시코, 태국, 베트남 요리에 흔히 쓰이는 고수는 음식에 상큼한 향과 맛을 더한다. 사람에 따라 호불호가 갈리는 맛 중 하나다. 고수는 건강상의 이점이 많다. 불안을 완화하는 데 도움이 되는 천연 진정제이자 항산화제, 특히 쿼세틴quercetin의 훌륭한 공급원이다. 고수의 탁월한 효능 중 하나는 중금속을 흡착하여 지방세포에 저장되지 않고 소화관을 통해 배출되게 한다는 것이다.

먹는 방법: 샐러드, 녹즙, 수프, 소스에 첨가한다. 물론 살사나 과카몰레에 넣어도 좋다.

❻ 바질

여러 음식에 두루 잘 어울려서 전 세계 요리에 자주 등장한다. 바질을 섭취하면 당분이 혈액으로 느리게 흘러 들어가 인슐린과 염증 수치를 낮추는 데 도움이 되므로, 당뇨병 환자는 반드시 먹는 게 좋다. 바질은 또한 신체의 자연적인 pH 수준을 회복하고, 건강한 장내 세균의 먹이가 된다. 건강한 미생물은 면역력을 높이고 소화를 촉진한다. 바질은 키우기도 정말 쉬워서, 나는 창턱에 일 년 내내 바질을 키운다.

먹는 방법: 잘게 썰거나 다져서 샐러드나 볶음 요리에 넣는다. 녹즙이나 스무디에 넣으면 맛과 향을 더할 수 있다. 페스토로 만들면 훌륭한 소스가 된다.

❼ 카레 가루

이 맛있는 혼합물은 한 번에 여러 향신료를 섭취할 수 있는 좋은 방법이다. 다양한 요리에 깊은 풍미를 추가하는 원스톱 쇼핑과도 같다. 강황 때문에 특유의 황색을 띠는 카레 가루는 일반적으로 고수, 커민, 카다멈, 월계수 잎, 생강, 계피, 겨자씨, 회향씨가 혼합되어 있다. 맛도 좋고 몸에도 좋은 강력한 건강 증진제다.

먹는 방법: 물론 카레를 만들 수 있고, 스크램블드에그, 볶음 요리, 수프에 넣어 먹어도 좋다.

❽ 오레가노

지중해의 언덕에서 자생하는 이 향기로운 식물은 강력한 항바이러스, 항균, 항진균 허브다. 오래전부터 감염의 예방과 치료에 오레가노 오일이 사용되었다. 신선한 오레가노 잎 1큰술은 중간 크기의 사과만큼, 또는 블루베리보다 네 배나 많은 항산화력을 자랑한다. 오레가노의 또 다른 장점은 키우기가 매우 쉽다는 점이다. 우리 집 창턱에는 바질 옆에 오레가노 화분도 하나 있다. 내가 키울 수 있다면 당신도 키울 수 있다!

먹는 방법: 잎은 생으로 또는 말려서 먹을 수 있다. 샐러드드레싱에 섞어도 좋고, 멕시코나 이탈리아 요리에 넣거나 구운 채소에 뿌려 먹어도 좋다. 이 허브의 효능을 누리는 가장 좋은 방법 하나는 차를 만드는 것이다. 끓는 물 한 잔에 오레가노 잎 1작은술을 넣고 약 10분간 우려서 마시면, 복부 팽만감을 줄이고 소화를 도우며 체중 감량을 촉진하는 데 도움이 된다.

❾ 로즈메리

로즈메리의 나무 향은 집중력을 향상하고 기분을 좋게 만들며, 요리에 소량만 사용해도 노인의 인지 기능 저하를 예방하는 데 도움이 된다.[4] 박하 계열에 속하는 이 허브는 유전자가 최적의 상태로 발현되도록 도와주기도 한다(나쁜 유전자는 끄고 좋은 유전자는 켜도록). 또한 항염 및 항종양 작용을 하고, 계절성 알레르기 증상을 완화하며, 골관절염 통증을 완화한다고 알려졌다.

먹는 방법: 생으로 또는 말려서 먹을 수 있다. 로즈메리 가루를 샐러드, 수프, 스튜 등에 첨가하라. 올리브유에 로즈메리를 넣어 먹으면 건강한 지방과 로즈메리의 효능을 함께 누릴 수 있다.

❿ 호로파

호로파는 북아프리카와 인도에서 자라는 콩과 식물로, 잎과 씨앗은 셀러리와 메이플 시럽을 섞은 듯한 달콤한 풍미를 더하는 데 좋다. 호로파는 공복 혈당과 당화혈색소 수치를 낮추며, 임산부의 모유 생산을 촉진하고, 테스토스테론과 성욕을 증가시킨다. 또한 탈모에 덜 취약하게 만든다고 밝혀졌다. 호로파씨에는 비타민 C, 칼륨, 철분, 단백질, 그리고 모발 성장을 촉진하는 스테로이드 사포닌이라는 화합물이 들어 있다.[5]

먹는 방법: 스튜, 수프, 샐러드, 카레에 호로파 잎을 넣어 풍미를 더하라. 말린 씨앗과 가루를 스무디, 카레에 넣거나 토마토소스에 독특한 맛을 더하는 데 사용할 수 있다.

음료에 허브와 향신료를 더하라

음료는 허브와 향신료를 손쉽게 더 많이 섭취할 수 있는 훌륭한 방법이다. 내가 즐겨 마시는 허브와 향신료 음료를 만드는 방법을 소개한다.

◆ 허브 얼음 큐브: 신선한 바질, 오레가노, 로즈메리를 물에 넣어 얼린 다음 원하는 음료에 넣는다.

◆ 허브 차: 고수, 바질, 로즈메리, 오레가노 등 좋아하는 허브를 뜨거운 물에 우려 내어 차를 만든다

◆ 물병에 신선한 허브를 넣어 냉장고에 보관한다. 우리 집에서는 항상 큰 유리병에 오이와 민트를 넣어 두는데, 무척 잘 어울린다. 아이들은 수박과 바질을 넣은 물에 열광한다. 탄산음료를 멀리하고 입맛을 돋우면서 영양분을 추가로 섭취할 수 있는 방법이다.

9장 '탈설탕 4단계' 실행 계획

> 두 가지 이상의 신선한 허브와 향신료를 항상 준비해 둔다. 예를 들어, 마늘과 바질, 생강과 로즈메리 등. 이전에 시도해 보지 않은 허브를 구입해 보라.

> 3일 동안 먹거나 마시는 모든 음식에 허브나 향신료를 한 가지 이상 넣는다.

> 허브와 향신료를 처음 사용한다면, 자신의 선호도를 확인할 수 있도록 한 번에 하나씩만 시도해 보자.

> 집에서 좋아하는 허브를 키우는 것을 고려해 보자. 저렴한 비용으로 장기적인 효과를 얻을 수 있는 실험이다.

> 하루 2~3회 제공량의 채소와 매 끼니 2~3회 제공량의 건강한 지방을 계속 섭취하고, 단백질 섭취를 고품질 적정량으로 유지한다.

> 258쪽 DAY 10~12 표를 작성하여 진행 상황을 평가한다.

10장

5단계(DAY 13~15)
식사 시간을 조절하라

산업형 농업과 냉장 기술, 현대식 운송 수단 덕분에 우리는 언제 어디서나 무엇이든 먹을 수 있고, 먹을 것을 얻기 위해 사냥이나 채집, 즉 육체노동을 할 필요가 없어졌다. 배가 고프면 그저 냉장고나 찬장을 열기만 하면 된다. 이렇게 먹을거리가 넘쳐 나는 환경은 장점만큼이나 단점이 많다.

인류의 유전자가 형성된 구석기 시대 조상들은 사냥과 채집을 통해 식량을 구했다. 그들은 계절에 따라 음식을 먹어야 했고, 큰 사냥을 한 뒤에는 축제를 벌였으며, 때로는 아무거나 닥치는 대로 먹었고, 때로는 먹을 것이 없어서 굶기도 했다. 인간은 끊임없이 변화하는 식량 공급에 적응하고, 섭취한 음식의 대사를 유연하게 조절할 수 있어야 했다. 그러나 현대인은 그러한 유연성을 잃었다.

쉬지 않고 먹으면 인슐린이 계속 혈액으로 분비되어 몸에 지방을 저장하라고 신호를 보내고, 염증을 일으키며, 렙틴과 그렐린ghrelin 같은 배고픔 호르몬에 영향을 미친다. 따라서 항상 배고프고 포만 감을 느끼지 못하며 건강에 좋은 음식보다 탄수화물을 찾게 된다.

탈설탕 프로그램의 앞선 네 단계에서 배운, 더 나은 음식을 선택하는 것만큼이나 중요한 또 하나의 전략은 먹지 않는 시간을 늘리고 변화를 주는 것이다. 이를 간헐적 단식이라고 한다. 요즘 간헐적 단식이 유행처럼 번지고 있지만, 많은 사람이 이것을 체중 감량을 위한 도구로만 생각한다. 간헐적 단식의 진정한 힘과 목적은 당을 태우던 몸에서 지방을 태우는 몸으로 전환하는 데 있다. 지방 연소 능력을 회복하면 먹지 않아도 배고픔을 느끼지 않게 된다. 그러므로 우리의 목표는 덜 먹는 것이 아니라 '덜 자주' 먹는 것이다.

식단 다양화와 단식의 이점

먹는 시간과 빈도의 패턴을 바꾸는 것을 '식단 다양화'라고 하며, 이는 예측할 수 없는 풍요와 기근의 주기를 경험했던 고대 조상들의 식습관을 모방한 전략이다. 식사 시간을 자주 바꾸면 몸이 여기에 적응하게 된다. 이는 운동과 매우 유사하다. 운동은 단식처럼 몸에 유익한 스트레스 요인으로, 운동하면 근육이 분해되었다가 다시 생성되면서 전보다 더 강해진다. 같은 운동을 같은 시간에 같은 강도로만 반복하면 몸이 금방 반응을 멈추지만, 다양한 근육군을 다양한 방식으로 운동하면 신체가 더 강하고 민첩하게 발달한다.

식사 시간을 바꿔 가며 단식을 실행하면 우리 몸은 다음과 같은 여러 가지 긍정적인 반응을 보인다.

체중이 감소한다. 단식은 잠재적인 포도당 공급원(탄수화물 또는 과도한 단백질 등)을 차단하여 몸이 지방을 태울 수밖에 없도록 유도한다. 단식할 때 타는 지방은 바로 몸의 지방 저장고에서 나온다.

내장 지방이 줄어든다. 내장 지방은 장기 주변의 복강 내부에 형성되며, 가장 위험한 지방이다. 연구에 따르면 간헐적 단식은 지속적인 칼로리 제한(일반 칼로리 섭취량의 45퍼센트만 섭취하는 것)과 마찬가지로 복부 지방을 줄이는 데 효과적이다.[1]

뱃살과 허벅지살이 빠진다. 복부에 축적되는 또 다른 유형의 지방은 피하지방이다. 피하지방이 잘 빠지지 않는 이유는 세포 내에 두 가지 아드레날린 및 노르아드레날린 수용체, 즉 지방세포의 연소 능력을 저하하는 알파 수용체와 지방세포를 동원해 쉽게 에너지로 태우는 베타 수용체가 존재하기 때문이다. 피하지방 세포에는 베타 수용체보다 알파 수용체가 더 많다. 반가운 소식을 전하자면, 약 12시간 이상 아무것도 먹지 않으면 인슐린 수치가 떨어지면서 피하지방의 베타 수용체가 활성화되고, 따라서 몸이 에너지원으로 태울 지방이 이러한 문제 부위에서 나오게 된다.[2]

미생물군이 개선된다. 음식을 먹지 않으면 장내 건강에 좋지 않은, 당분을 먹고 사는 세균의 먹이도 줄어들게 된다. 유해균이 줄어들면 유익균은 공간이나 자원을 놓고 경쟁할 필요가 없어져 번성하며, 식이섬유와 건강한 지방 등 좋아하는 먹이를 마음껏 섭취할 수 있게 된다. 이는 미생물군을 '재설정'하는 중요한 과정이다.

제2형 당뇨병 예방과 회복에 도움이 된다. 단식을 하면 혈당과 인슐린 수치가 모두 낮아지며, 이는 제2형 당뇨병의 주요 전조 증상인 인슐린 저항성을 치유하는 데 도움이 된다. 또한 여러 연구에 따르면 간헐적 단식은 췌장의 베타 세포(인슐린을 생성하며, 제1형과 제2형 당뇨병 말기에 손상된다) 수를 늘리도록 몸에 신호를 보낼 수 있다.[3] 2019년의 한 연구는 제2형 당뇨병 발병 위험이 있는 남성이 9시간 내에만 모든 식사를 하면(식단에 다른 변화를 주지 않더라도) 혈당 수치가 개선되어 위험이 낮아진다는 사실을 발견했다. 다시 말해, 하루의 마지막 식사를 저녁 7시 30분까지 끝내고 다음 날 오전 10시 30분에 아침 식사를 하면 된다.[4] 그리고 탄수화물 섭취를 줄이지 않아도 된다!

세포 재생이 향상한다. 15시간 이상 음식을 먹지 않으면 우리 몸은 오토파지, 즉 자가포식을 시작한다. 이는 손상되거나 죽은 세포를 파괴하는 매우 유익한 과정이다. 이와 동시에 몸에서 새로운 줄기세포를 생성한다. 세포 해독 전문가인 댄 폼파Dan Pompa 박사는 단식 중에 인체가 나쁜 세포와 찌꺼기를 이용해 에너지와 영양을 얻는다고 말한다. 말 그대로 "먹지 않고도 먹는" 상태로, 오래되고 남용되고 산화되고 염증이 생긴 세포 찌꺼기를 더 건강하고 튼튼한 새로운 세포를 만드는 연료로 사용한다. 몸에 휴식을 줘야 이렇게 제거해야 할 물질을 먹어 치우는 일에 집중할 수 있다.[5]

미토콘드리아 건강이 개선된다. 단식을 하면 섭취한 음식을 에너지로 전환하는 세포 내 소기관인 미토콘드리아가 당을 연료로 사용하는 방식에서 지방을 연료로 사용하는 방식으로 전환하면서, 대사 유연성이 생긴다. 그리고 지방은 당보다 더 깨끗하게 연소하기 때문에 미토콘드리아가 산화 손상을 덜 받는다.

유전자에 유익하다. DNA는 변하지 않지만 유전자가 발현되는 방식, 즉 어떤 유전자를 켜고 끌지 조절하는 과정인 후성 유전은 식단, 스트레스, 독소 노출 등 여러 가지 요인에 영향을 받는다. 단식은 후성 유전 발현을 개선하여 나쁜 유전자는 끄고 좋은 유전자는 켜도록 한다. 또한 텔로미어의 길이를 늘려 생체 나이를 되돌리는 데 도움을 줄 수 있다.

수명 연장에 일조한다. 앞서 말했듯이 단식은 혈당과 인슐린 수치를 낮추며, 론 로즈데일Ron Rosedale 박사의 말처럼 인슐린 수치가 낮을수록 더 오래 살 수 있다. 실제로 2018년《세포 대사》에 발표된 연구에 따르면, 하루에 한 번만 음식을 먹은 쥐는 24시간 내내 먹을 수 있었던 쥐보다 40퍼센트 더 오래 살았다고 한다.[6]

염증이 감소한다. 우리는 감염이나 노화로 죽는 것이 아니라 염증으로 죽는다! 그리고 당은 더럽게 타는 연료이므로 염증을 촉진한다. 단식을 통해 지방을 연소하고 케톤을 생성하는 몸으로 바뀌면, 염증을 유발하는 산화 스트레스의 영향을 막을 수 있다.[7]

단식의 이점을 알았으니, 이제 그것을 누리는 방법을 알아보자. 걱정하지 마라. 일주일 동안 레몬수만 마신다거나 하는 극단적인 방법을 제안하진 않을 테니까. 탈설탕 프로그램의 다른 모든 단계와 마찬가지로, 당신의 상태에 맞게 점진적인 변화를 시도할 것이다.

배고픈 채로 잠들어야 하는 이유

식사 횟수를 줄이기 위해 지금 당장 실천해야 할 가장 중요한 방법은 잠자리에 들기 최소 3시간 전에 식사를 마치는 것이다. 즉, 밤 10시에 잔다면 저녁 7시까지는 식사를 끝내야 한다. 왜일까?

우리 몸은 잠들기 전에 에너지가 필요하지 않다. 근육이 포도당을 필요로 하지 않으니 섭취한 음식은 전부 지방으로 저장된다. 이렇게 에너지 소비가 낮은 시간대에 음식물을 강제로 대사하면 미토콘드리아가 자유라디칼을 더 많이 생성하여 더 큰 손상을 입게 된다. 또한 위가 완전히 비워지는 데 몇 시간이 걸리므로, 배가 부른 상태에서 자려고 누우면 위산이 역류하기 쉽다. 게다가 수면 중에 몸이 소화에 집중하면 그 시간에 해야 할 다른 일, 즉 복구와 해독에 쓸 에너지를 빼앗기게 된다.

잠자리에 들기 3시간 전에 저녁 식사를 마치면 최소 10~11시간 동안 자연스럽게 단식이 이루어지고, 그중 8시간은 수면 상태이므로 음식을 먹지 않으려고 애쓸 일조차 없다. 2018년 《국제 암 저널》에 발표된 연구에 따르면, 취침 최소 2시간 전까지 저녁을 먹는 경우 여성은 유방암 위험이 16퍼센트, 남성은 전립선암 위험이 26퍼센트 낮았다.[8]

숙면을 위한 환경을 조성하는 것도 중요하지만, 설탕 중독과 싸우는 사람들에게는 밤이 가장 힘든 시간이므로, 자기 전 몇 시간 동안 아예 주방이 닫혔다고 생각하면 도움이 된다. 내가 설탕 중독에 빠져 있던 시절, 바쁜 낮에는 그나마 건강하게 먹을 수 있었지만, 저녁에 집에 돌아와 한가해지면 모든 계획이 무너지곤 했다. 이 이야기가 익숙하게 들리는가? 내 환자들도 비슷한 이야기를 자주 한다. 저녁 식사 후 아무것도 먹지 않기로 하면, 자칫 손을 댔다가 멈출 수 없는 상황이 오는 것을 애초에 막을 수 있다.

여태까지 소개한 모든 단계가 야식을 피하는 데 도움이 될 것이다. 미네랄은 갈망을 억제하고 건강한 지방과 식물 단백질의 식이섬유는 포만감을 유지해 준다. 하루의 마지막 식사에 이러한 영양분을 골고루 섭취하면 야식에 대한 욕구를 억제할 수 있다.

이와 같은 방법을 이미 잘 실천하고 있다면, 추가로 물 한 잔을 마셔 보라. 배고픔이 사실은 갈증일 수 있기 때문이다. 워싱턴대학의 연구에 따르면, 취침 전에 마시는 240밀리리터의 물이 저녁 '허기'를 잠재울 수 있다고 한다.[9]

당신이 지금 무슨 생각을 하는지 알 것 같다. '자기 전에 물을 마시라고? 그럼 자다가 화장실에 가야 할 텐데!' 아마 처음에는 그럴 것이다. 수도꼭지 아래에 놓인 마른 스펀지를 떠올려 보라. 수돗물이 그 위로 떨어지면 흡수되지 않고 바로 튕겨 나올 것이다. 하지만 며칠이 지나 수분이 보충되면 마른 스펀지가 물을 흡수하기 시작하듯이 한밤중에 일어나 소변을 보러 갈 필요가 없다. 수면과 갈망도 개선될 것이다.

보너스로 물에 히말라야 핑크 소금이나 미네랄 파우더 한 꼬집을 첨가해 보자. 숙면을 취하려면 몸과 뇌가 이완해야 한다. 미네랄,

야식을 끊는 세 가지 비결

1. **자신의 상태를 점검해 본다**: 야식은 배고픔보다도 지루함, 습관, 스트레스와 관련이 있는 경우가 많다. 음식을 먹기 전에 자문해 보라. 나는 지금 실제로 어떤 기분인가? 멈추어 질문하지 않으면 자신이 피곤하거나 외롭거나 지루함을 느끼고 있다는 사실을 깨닫지 못할 수도 있다.

2. **화면을 끈다**: TV, 컴퓨터, 태블릿 등 스크린에 빠져 있다 보면 자기 행동이나 기분을 인지하지 못해 엄청난 양의 음식을 쉽게 먹어 치우게 된다. 스크린과 음식의 연결 고리를 끊으려면 스크린을 치워라. 대신 스트레칭을 하거나 책을 읽어 보자.

3. **잠을 더 잔다**: 잠을 충분히 자지 않으면 혈당 대사에 변화가 생겨 식욕 조절 호르몬인 렙틴에 부정적 영향을 미칠 수 있다. 저녁 식사 후 배가 고프다면 부엌에 가지 말고 바로 잠자리에 들도록 하자.

특히 마그네슘은 진정과 이완을 포함하여 신체의 휴식과 소화 기능을 담당하는 부교감신경계를 활성화하여 이 과정을 촉진한다. 게다가 새벽 1~3시에 몸의 산성도가 정점에 이르는데, 미네랄이 체내 pH를 조절하여 산을 중화시키므로 몸이 자체 에너지를 소비하지 않아도 된다. 산성화는 사람들이 밤에 잘 못 자는 주요 이유 중 하나다.

모든 방법을 시도했는데도 취침 시간 무렵에 여전히 무언가 먹고 싶은 충동을 느낀다면, 코코넛유 한 스푼에 히말라야 핑크 소금을 뿌려 먹어 보자. 혈당이나 인슐린 수치에 영향을 주지 않으면서 잠들 때까지 버티는 데 도움이 될 것이다.

단계별 간헐적 단식 실천법

달리기 훈련을 한 번도 해 본 적이 없는 사람에게 마라톤을 하라고 하지는 않을 것이다. 마찬가지로 하루에 대여섯 번 먹던 것을 당장 하루 한 번으로 줄일 수는 없다. 따라서 식사 간격을 서서히 늘려야 한다. 다음은 그 방법에 대한 지침이다. 앞으로 3일 동안 현재 자신이 어느 단계에 있는지 확인하고 해당 단계의 지침을 따르라.

- **하루 종일 쉴 새 없이 먹는다**: 취침 3시간 전에는 식사를 중단한다.
- **취침 3시간 전에 식사를 마치지만, 여전히 간식에 의존해 하루를 버틴다**: 더 건강한 간식을 선택한다.
- **건강한 간식을 하루 두 번 이상 먹는다**: 오전이나 오후 중 한 번만 먹는 것으로 횟수를 줄인다.
- **건강한 간식을 하루 한 번만 먹는다**: 간식을 완전히 끊고 하루 세 끼만 먹는다.
- **간식 없이 하루 세 끼만 먹고, 취침 3시간 전에 식사를 마친다**: 최소 12시간 동안 아무것도 먹지 않을 때까지, 매일 아침 식사 시간을 한 시간씩 늦춘다. 보통 저녁 8시에 저녁을 먹고 오전 7시에 아침을 먹는다면, 아침 식사 시간을 오전 8시로 미루어 전날 마지막 식사와 다음 날 첫 식사 사이에 12시간의 간격을 둔다.
- **이미 전날 마지막 식사와 다음 날 첫 식사 사이에 최소 12시간 간격이 있다**: 하루 16시간 동안 아무것도 먹지 않고 8시간 동안만 음식을 먹도록 노력해 보라(이를 16/8 식사 패턴이라고 한다). 예를 들

어, 보통 저녁 7시에 저녁 식사를 하고 오전 7시에 아침 식사를 하는 경우, 아침 식사 시간을 한 시간씩 늦추어 8시, 9시, 10시, 11시로 미룬다. 오전 10시부터 오후 6시까지, 또는 오전 11시부터 오후 7시까지만 식사하면 된다. 그러면 아침과 점심이 자연스럽게 합쳐져 하루에 두 끼만 먹는 간헐적 단식이 이루어진다. 축하한다. 삶이 곧 바뀔 것이다!

◆ **이미 16시간 동안 아무것도 먹지 않고 버틸 수 있다:** 여기까지 왔으니 이제 한 걸음 더 나아가 보자. 앞으로 3일 동안 6시간, 5시간, 심지어 4시간까지 식사 시간을 줄일 수 있는지 시도해 보라. 15시간 이상 단식하면 자가포식이 시작된다. 20시간 동안 금식하고 4시간 동안 음식을 섭취하는 20/4 간헐적 단식이 가능해졌다면 자가포식이 최대치에 도달한 것이다!

명심하건대, 더 적게 먹는 게 아니라 덜 자주 먹는 것이 목표다. 이런 방식으로 더 자주 먹을 때와 같은 양의 음식을 섭취할 수 있다. 그리고 단식 중이라고 해서 아무것도 입에 넣을 수 없는 것은 아니다. 물, 허브차, 유기농 커피, 채소 분말(설탕 무첨가), 미네랄 파우더(설탕 무첨가) 등은 원하는 만큼 섭취해도 좋다.

앞으로 3일 동안 자신에게 맞는 간헐적 단식 전략을 실천해 보길 권한다. 탈설탕 프로그램을 계속 진행하며 이를 생활 습관으로 정착시켜 나가면, 몸이 적응하면서 식사 간격을 점점 더 늘릴 수 있다.

단식 중 배고픔을 물리치는 비결

《크루즈 컨트롤 다이어트The Cruise Control Diet》 등 30권이 넘는 건강서를 쓴 호르헤 크루즈Jorge Cruise는 간헐적 단식이 자신이 평생 배운 도구 중에 가장 유용하다고 말한다. 그가 16시간 동안 단식을 유지하는 비결은 MCT유, 코코넛유, 때로는 목초 버터 같은 건강한 지방을 이용해 공복 상태를 깨지 않으면서 배고픔을 해소하는 것이다. 이러한 지방을 차나 커피 같은 따뜻한 아침 음료에 첨가하면 혈당 상승을 일으키지 않고 칼로리를 섭취할 수 있다. 아침 음료에 지방을 최대 3큰술 추가하면 식욕 억제에 도움이 되며, 지방을 넣은 커피나 차는 최대 세 잔까지 마실 수 있다. 크루즈는 페퍼민트 차에 건강한 지방을 1~3큰술 넣는 것을 좋아한다고 한다.

이 외에도 아래 네 가지 방법은 갈망을 억제하고 에너지를 끌어올려 지방 연소에 더 잘 적응하도록 도와줄 것이다. 또한 단식 기간에 나타나는 해독 증상('키토 플루'라고 한다)을 예방하는 데도 도움이 된다.

◆ 물 1리터에 히말라야 핑크 소금 1/8작은술 넣은 것

◆ 아몬드, 코코넛, 마카다미아, 카카오 버터 1큰술

◆ 엑스트라 버진 올리브유, 아보카도유, 코코넛유, MCT유 1큰술(히말라야 핑크 소금 약간 추가)

◆ 물 180밀리리터에 치아씨 1큰술 넣은 것

단식을 피해야 하는 경우

탈설탕 프로그램은 자신의 몸 상태에 맞게 조정하는 것이 중요

하며, 특히 완경 전 여성은 월경 주기에 따라 필요한 칼로리가 다르므로 더욱 그렇다. 월경 주기 21일째(일반적으로 배란 일주일 후 또는 생리 시작 일주일 전)가 되면 프로게스테론 수치가 급상승한다. 인슐린은 프로게스테론 형성에 중요한 역할을 하므로 이 시기에 여성의 몸은 혈당과 인슐린이 더 많이 필요하다. 월경 전에 초콜릿, 과자, 감자튀김 같은 탄수화물이 당기는 것도 그 때문이다. 물론 설탕이나 가공식품 대신 고구마, 퀴노아, 호박 같은 섬유질이 풍부하고 천천히 연소하는 탄수화물을 섭취하는 것이 좋다.

이는 또한 생리 전 일주일 동안은 단식을 자제해야 한다는 의미다. 미네랄, 건강한 지방과 함께 건강한 복합 탄수화물을 더 많이 섭취하는 데 우선순위를 두라. 잠자리에 들기 3시간 전에는 음식을 먹지 않고, 하루의 마지막 식사와 다음 날 첫 식사 사이에 12~14시간의 간격을 두도록 노력하되, 그 이상은 무리하지 않는 것이 좋다. 생리가 시작되면 단식 일정을 원래대로 다시 이어 갈 수 있다.

저체중이거나 임신 또는 모유 수유 중이거나, 섭식 장애가 있는 경우에도 단식을 피하는 것이 좋다. 또한 일부 여성은 16시간 이상 단식을 하거나 자주 간헐적 단식을 하는 경우, 특히 격렬한 운동을 규칙적으로 병행하는 경우에 호르몬 불균형을 초래하여 생식 능력에 문제를 일으킬 수도 있다.

이런 점이 우려된다면, 아침에 단식을 깨지 않는 건강한 지방을 섭취하는 것이 도움이 되며, 식사 시간에 충분한 칼로리를 섭취해야 한다는 점을 기억하라. 칼로리를 적게 섭취하는 것이 아니라 같은 양의 칼로리를 더 짧은 시간 안에 섭취하는 것이 목표다. 아울러, 간헐적 단식을 매일 하지 말고 몇 주 동안 격일로 시도해 보며 몸 상태를 확인하자.

10장 '탈설탕 5단계' 실행 계획

- 잠들기 전 3시간 동안은 아무것도 먹지 않는다.

- 202쪽 '단계별 간헐적 단식 실천법'에 따라 자신에게 맞는 단계부터 시작하여 단식 시간을 늘린다.

- 204쪽 '단식 중 배고픔을 물리치는 비결' 중 하나 이상을 실천하여 갈망을 줄이고 에너지를 높인다.

- 채소, 건강한 지방, 적당량의 고품질 단백질, 허브와 향신료를 계속 섭취한다.

- 258쪽 DAY 13~15 표를 작성하여 이 단계가 자신의 전반적인 건강에 어떤 영향을 미치는지 기록하라.

11장

6단계(DAY 16~18)
보충제를 복용하라

나는 진심으로 음식이 최고의 약이라고 믿는다. 하지만 오늘날 음식만으로는 충분히 섭취할 수 없는 영양소들이 있다. 탈설탕 프로그램 6단계는 설탕 과다 섭취로 생긴 문제를 해결하고 최적의 건강을 유지하기 위해 필요한 모든 영양소를 보충하는 제품을 소개한다. 영리한 보충제 전략을 세우고 나면, 언제 어떤 보충제를 먹어야 할지 더 이상 고민하지 않아도 된다. 꾸준히 실천하면 자동으로 챙겨 먹는 습관이 들 것이다.

물론 형편없는 식사를 하면서 보충제만으로 문제를 해결할 수는 없다. 그러나 혹시라도 건강에 충분히 신경 쓰지 못할 때 보험처럼 도움을 받을 수는 있다. 식물이 시들었을 때 무엇이 가장 먼저 필요하겠는가? 물과 햇빛, 그다음이 영양제 아닐까? 적절한 보충제를 공급하는 것은 화초를 돌보는 것과 같아서, 몸이 활짝 피도록 필요한 영양소를 더해 준다. 음식이 마라톤 경기의 4분의 3을 달릴 수 있게 해 준다면, 보충제는 마지막 코너를 잘 돌아 결승선을 통과하도록 도와준다.

보충제를 추가하기 전에 반드시 의료 전문가와 상담하길 권한다. 일부 보충제는 특정 약물과 맞지 않을 수 있다. 또한 사람마다 체질과 건강 상태가 다르고 필요한 영양소와 그 양도 다르므로, 각자에게 맞는 제품을 추천받는 것이 가장 좋다.

아무리 건강하게 먹어도
보충제가 필요한 이유

왜 우리는 건강한 식사를 해도 몸에 필요한 것을 모두 얻을 수 없는 걸까? 한 가지 큰 장애물은 윤작 대신 같은 밭에 같은 작물을 계속해서 재배하고 합성 비료와 살충제를 사용하는 현대의 농업 관행으로 인해 토양의 영양소가 고갈되었다는 점이다. 2004년에 발표된 한 연구에서 1950년과 1999년에 생산된 식물 42종의 미네랄과 비타민 함량을 비교한 결과, 모든 식물에서 칼슘(16%), 인(9%), 철분(15%), 리보플래빈(38%), 비타민 C(15%) 수치가 현저히 감소한 것으로 나타났다.[1] 그리고 이는 이미 20여 년 전의 결과다.

살충제에 관해 말하자면, 우리는 역사상 가장 독성이 강한 시대에 살고 있다. 백 년 전만 해도 토양이 지금과는 완전히 달랐다. 이제는 식물에 함유된 미네랄조차 제초제에 의해 무력화된다. 글리포세이트 제초제는 식품에 든 마그네슘과 결합하여 흡수를 방해한다. 글리포세이트는 어디에나 존재하기 때문에, 모든 사람에게서 그 흔적을 찾을 수 있을 정도다. 이 화학물질은 또한 인공 감미료나 항생제와 마찬가지로 장내 세균총을 파괴하여 음식에 든 영양소를 흡수하는 인체의 능력을 더욱 저하시킨다. 유기농 채소를 먹는 사람들조차 호르몬 균형이 깨지거나 활력을 느끼지 못하는 것은 예전만큼 토양에 좋은 성분이 없어서일 수 있다.

영양이 고갈되고 독성이 강한 토양에서 자란 식품을 섭취하는 것 외에도, 우리는 설탕을 너무 많이 먹고, 과도한 약을 복용하고, 너무 열심히 일하고, 카페인을 들이붓고, 엄청난 스트레스를 받으며 몸의 미네랄과 영양소를 소진한다. 이런 모든 이유로 보충제가 필요하다. 하지만 약국이나 식료품점의 보충제 코너에 가면 종류가 너무 많아 난감할 수 있다. 그래서 거의 모든 사람이 섭취해야 한다고 생각하는 다섯 가지 보충제를 소개한다.

결핍된 영양소를 채우는
5대 보충제

❶ 마그네슘

앞서 6장에서 반드시 필요한 4대 미네랄의 하나로 마그네슘을 다루었다. 간단히 복습하자면, 마그네슘은 가장 중요한 신경 보호제이며, 혈관 벽을 건강하게 유지하고, 칼슘과 비타민 D의 흡수를 돕고, 인슐린 생성을 촉진하며, 칼륨과 함께 혈당 조절에 관여한다. 또한 미토콘드리아가 전신의 세포에서 사용하는 에너지 형태인 아데노신삼인산의 형성과 활성화에도 필수적이다. 마그네슘 결핍은 세 번째로 흔한 미네랄 결핍증으로, 건강에 문제가 있다면 마그네슘 결핍이 한 원인일 수 있다.

그런데 건강검진에서 실시하는 혈액 검사는 몸 전체 마그네슘 중 불과 1퍼센트에 해당하는 혈중 마그네슘 수치만 측정한다. 실제로 마그네슘의 60퍼센트는 뼈에, 39퍼센트는 신체의 나머지 부위, 주로 심장과 뇌에 저장된다. 혈중 마그네슘은 체내 산성도와 염증을 중화하는 역할을 하며, 이 수치가 낮아지면 몸은 다른 부위에서 마그네슘을 끌어와 수치를 유지하려고 한다. 결과적으로 혈액 검사 결과가 정상이더라도 실제로는 마그네슘 결핍일 수 있다. 표준 혈액 검사에서조차 마그네슘 수치가 낮게 나온다면 결핍이 심각할 가능성이 크다.

복용법: 일반적으로 하루에 500~600밀리그램의 마그네슘이 필요한데, 음식을 통해서는 200밀리그램 정도만 섭취할 수 있다. 사람마다 적합한 복용량을 찾아야겠지만, 나는 환자들에게 체중 1킬로그램당 3~4.5밀리그램의 마그네슘을 보충하라고 조언한다. 즉, 체중이 60킬로그램이라면 하루에 180~270밀리그램의 마그네슘 보충제가 필요하다. 정확한 복용량을 결정하기 위해, 처음에는 적은 양부터 시작하여 변이 묽어질 때까지 하루에 50밀리그램씩 늘려간다(마그네슘은 변비 완화에 도움이 되지만 과다 복용은 좋지 않다). 그후에 복용량을 50밀리그램 줄이면 적정량이 된다.

마그네슘의 형태는 글리신 마그네슘이 생체이용률이 가장 높으며, 트레온산L-threonate 마그네슘과 구연산 마그네슘도 좋다. 분말이나 액상 형태로 섭취하는 것이 이상적이다. 정제와 캡슐은 흡수율이 각각 30퍼센트, 50퍼센트에 불과하여 실제로 얼마나 많은 양을 섭취하고 있는지 판단하기가 어렵다.

❷ 오메가-3

모든 만성질환은 근본적으로 염증과 관련이 있으며, 염증을 유발하는 가장 중요한 요인은 오메가-3 지방산과 오메가-6 지방산의 비율이다. 거의 모든 사람이 이 중요한 비율의 균형을 맞추기 위해 오메가-3 지방산을 보충해야 한다. 오메가-3의 가장 좋은 공급원은 정제된 어유다. 중금속, 폴리염화바이페닐(PCB), 플라스틱 등으로 오염되지 않은 바다는 전 세계에 없기 때문이다.

오메가-3는 염증을 줄이는 EPA와 뇌 기능을 최적화하는 DHA가 2:1 비율로 함유된 것이 가장 바람직하다. 단, 어린이는 두뇌가 아직 발달 중이므로 EPA보다 DHA가 더 많이 필요하다. 크릴 오일을 오메가-3의 이상적인 공급원으로 추천하는 사람도 있는데, 크릴 오일은 EPA와 DHA 함량이 낮고 둘의 비율이 좋지 않으며, 어유보다 흡수율도 낮다.

채식주의자나 비건 채식주의자라면 좋은 소식과 나쁜 소식이 있다. 좋은 소식은 아마씨, 치아씨, 대마씨에 모두 식물성 오메가-3인 ALA가 들어 있다는 것이고, 나쁜 소식은 체내에서 ALA를 EPA와 DHA로 전환해야 하는데, ALA의 약 1퍼센트만이 사용할 수 있는 형태로 전환된다는 것이다. 어유를 섭취하기 어렵다면 치아씨, 아마씨, 대마씨 섭취량을 두 배로 늘리고 클로렐라나 스피룰리나 같은 해조류 보충제를 이용하라.

복용법: 하루 3000밀리그램을 섭취해야 한다. 오메가-3 보충제를 복용한 적이 없다면 연질 캡슐 1정부터 시작하여 권장 복용량까지 서서히 섭취량을 늘린다. 식사 전에 복용하는 것이 좋은데, 음식과 함께 복용하면 위 속에서 음식 위에 떠 있게 되어 흡수율이 떨어질 수 있기 때문이다. 혹시 생선 냄새가 나는 트림이 나온다면 오일이 산패했거나 지방이 제대로 흡수되지 않은 것이다. 소화기관이나 담낭에 문제가 있거나 소화 효소가 부족해서일 수도 있다(소화 효소 보충제에 대해서는 곧 자세히 설명하겠다). 어유 보충제를 냉동실에 보관하면 더 오래 신선하게 유지된다.

❸ 비타민 D

비타민 D는 실제로 호르몬이며, 마그네슘 및 비타민 K_2와 함께 작용하여 칼슘을 흡수하고 신체에 꼭 필요한 곳(예를 들어 뼈)에 공급하며, 면역 체계와 뇌 건강에 중요한 역할을 한다. 전 세계 10억 명, 미국인의 90퍼센트가 칼슘 결핍이라고 추정된다. 비타민 D 결핍으로 뼈가 약해지는 구루병은 한동안 완전히 사라진 질병으로 여겨졌으나 최근 다시 증가하고 있다.

우리 몸은 햇볕을 쬐면 비타민 D를 자체적으로 생성하므로 15분 정도만 직사광선을 쬐어도 필요한 양을 모두 얻을 수 있다. 하지만 우리는 자외선 차단제를 듬뿍 바르고 피부를 가리기에 바쁘다. 피부에 비타민 D를 생성하는 화학 반응을 일으킬 만큼 햇빛이 강하지 않은 지역에 거주하는 경우도 있다. 따라서 대부분 사람은 보충제를 복용해야 한다.

혈액 검사를 통해 비타민 D 수치를 확인하여 보충이 필요한 양을 파악하면 도움이 된다. 비타민 D 수치의 정상 범위는 1밀리리터당 30~100나노그램(ng/ml)이지만, 실제로는 이 범위의 하한선에 가까워지는 것만으로도 좋지 않다. 최적의 수치는 60~90이며, 이 범위를 유지할 때 인플루엔자와 퇴행성 질환 위험을 줄일 수 있다. 2016년 〈플로스 원〉에 발표된 연구에 따르면, 혈중 비타민 D 수치가 40ng/ml 이상이면 20ng/ml 이하에 비해 암 발생 위험이 67퍼센트 감소한다고 한다.[2]

복용법: 성인의 경우 최소 5000IU(국제단위)를 섭취한다. 혈중 수치가 40ng/ml 이하인 환자의 경우, 나는 수치를 빠르게 올리기 위해 몇 달간 하루에 10000IU를 복용하게 한다. 또한 비타민 D는 지용성이기 때문에 건강한 지방과 함께 섭취해야 한다. 그래서 나는 흡수율을 높이는 코코넛유, 엑스트라 버진 올리브유, MCT유 등이 함유된 액상 비타민을 선호한다.

❹ 비타민 K_2

비타민 K_2는 마그네슘 및 비타민 D와 함께 몸에서 칼슘을 어떻게 사용할지 알려 주는 역할을 한다. 비타민 K에는 두 가지 주요 형태가 있는데, K_1은 채소로 섭취한 후 몸에서 사용 가능한 형태인 K_2로 변환되어야 한다. K_2가 충분하지 않은 경우, 칼슘이 뼈가 아닌 혈관 벽, 관절, 뇌에 침착될 수 있으며, 이는 심혈관 질환과 관절염의 원인이 되거나 치매 가능성을 높일 수 있다.

복용법: 일반 성인은 하루 100~300마이크로그램의 비타민 K_2 MK-7(현재 알려진 최적의 형태)을 섭취한다. 골다공증 또는 골연화증이 있다면, 칼슘을 충분히 얻을 수 있도록 하루에 200~600마이크로그램으로 늘린다. 콜레스테롤을 낮추기 위해 처방되는 스타틴 약물을 복용하는 경우, 스타틴이 K_1에서 K_2로 전환되는 것을 방해하므로 두 배의 양이 필요하다. 혈액 응고 장애가 있는 사람은 K_2 보충제가 혈액을 묽게 할 수 있으므로 복용하기 전에 의사와 상의하라.

❺ 프로바이오틱스

프로바이오틱스probiotics 보충제에는 장 누수 증후군을 치료하고 신경 염증을 줄이며 기분을 개선하는(세로토닌의 95퍼센트가 장에서 생성되므로) 등 건강에 큰 역할을 하는 살아 있는 세균이 들어 있다. 현대인은 프로바이오틱스 섭취량이 고대 조상들의 100만분의 1밖에 안 될 정도로 심각하게 부족할 뿐만 아니라, 설탕, 인공 감미료, 약물, 항생제, 제초제, 농약 등 장내 미생물군에 악영향을 미치는 온갖 것들에 노출된다.

프로바이오틱스에 대한 한 가지 오해는 몸에 좋은 세균과 나쁜 세균이 따로 있다는 것이다. 사실 우리 몸속에는 단순히 세균이 존재할 뿐이다. 모든 생명체와 마찬가지로 세균도 환경에 적응한다. 장이 산성이고 염증이 있다면 장에 서식하는 세균도 환경에 의해 해로운 세균으로 변할 수 있다. 따라서 프로바이오틱스 보충제를 복용하는 것도 중요하지만, 장내 환경을 청소하고(탈설탕 프로그램을 따르는 것이 그 역할을 한다), 세균에 영양을 공급하는 식품을 섭취하는 일도 필요하다. 프리바이오틱스prebiotics라는 이 식품은 프로바이오틱스만큼 중요하다. 프리바이오틱스가 없으면 보충제를 통해 투입된 세균이 오래 살아남지 못한다.

복용법: 하루에 300억 CFU(집락형성단위)를 섭취하는 것이 좋다. 식사와 함께 2~3개 캡슐을 복용하면 이 양을 충족할 수 있다. 제품 설명에 캡슐당 150억 CFU라고 표기되어 있다면 실제 섭취량은 약 100억 CFU 정도다. 따라서 3개 캡슐을 복용하는 것을 권한다. 보충제는 냉장고나 냉동고에 보관하라. 살아 있는 세균은 저온에서 휴면 상태에 들어간다. 또한 수분 함량을 감소시켜 장기 보관 시에도 배양균이 잘 보존된다. 가능하다면 30~90일마다 다른 브랜드의 프로바이오틱스로 바꾸는 것이 이상적이다. 그러면 장내에 다양한 종류의 세균이 살 수 있다.

물론 김치, 된장 같은 발효식품도 풍부한 세균 공급원이다. 하지만 장 누수 증상이 있는 경우 발효식품에 함유된 야생 효모가 혈류로 유입되어 문제를 일으킬 수 있으니, 먼저 장 건강을 개선한 후 섭취하는 것이 좋다.

유익한 지원군들

어떤 사람들은 모든 영양소를 충족하기 위해 보충제의 도움이 조금 더 필요하다. 다음은 앞선 다섯 가지 주요 보충제를 지원하는 보충제들이다.

비타민 B 복합제
추천 대상: 채식주의자, 비건 및 35세 이상

비타민 B는 두뇌 기능을 향상하고 주의력을 높인다. 연구에 따르면 비타민 B 결핍은 신경학적 문제를 일으킬 수 있다고 한다. 특히 비타민 B_6 결핍은 우울증을, 비타민 B_{12} 결핍은 빈혈, 피로, 기억력 및 인지 장애를 유발할 수 있다. 비타민 B_{12}는 뇌 기능을 최적화하는 것 외에도 에너지 생산, DNA와 리보핵산(RNA)의 합성 및 복구, 탄수화물과 단백질, 지방 대사에 중요한 역할을 한다.

비타민 B는 짙은 녹색 잎채소, 동물 단백질, 통곡물에 많이 들어 있는데, 산업형 농업은 식물이 비타민 B를 만드는 데 필수적인 토양 속 미네랄을 고갈시키고, 결과적으로 이를 섭취하는 동물과 인간에게도 비타민 B 결핍을 유발한다. 초가공식품, 식품 알레르기 및 과민증도 비타민 B 결핍의 원인이 된다.

복용법: 제품마다 성분과 복용량이 다양하므로, 성분표에 표시된 복용 권장량을 따르는 것이 가장 좋다. '활성' 형태(몸에서 즉시 활용할 수 있는 형태라는 뜻)만 함유된 비타민 B 복합제를 선택하라. 천천히 배출되는 제형을 찾는 것도 중요하다. 비타민 B는 수용성이

기 때문에, 세포가 약 60분 이내에 흡수하지 못하면 신장을 통해 소변으로 배출된다. 느리게 배출되는 제제는 활성 비타민 B가 체내에서 네다섯 배 더 오래 순환하도록 하여 세포가 흡수할 수 있는 기회를 늘린다.

소화 효소

추천 대상: 35세 이상

30대 중반 무렵부터 위산 분비가 줄어든다. 이는 섭취한 음식을 분해하고 음식에 포함된 영양소를 흡수하는 일이 어려워진다는 뜻이다. 스트레스도 소화 효소에 악영향을 미친다. 몸이 위협을 감지하면 소화 효소 분비를 포함한 소화 작용을 중단하기 때문이다. 소화 효소 부족의 대표적인 징후로는 식사 중 잦은 트림, 가스와 복부 팽만감, 속쓰림, 음식이 소화관 어디엔가 '걸려 있는' 듯한 느낌(실제로 음식물이 이동하다가 끼었기 때문) 등이 있다.

복용법: 프로테아제, 리파아제, 아밀라아제 효소를 최소한으로 함유한(이 세 효소가 너무 많아도 음식이 당으로 더 빨리 분해, 흡수된다) 고효능 소화 효소를 추천한다. 이는 식단에 함유된 단백질, 지방, 탄수화물을 최적으로 소화하도록 돕는다. 식사 직전 또는 한두 숟가락을 뜬 후에 캡슐 1정을 복용하라.

항산화제

추천 대상: 모든 사람

다음 중 한두 가지를 선택하여 매일 섭취하길 권한다.

- **블랙커민씨유:** 항염증 효과가 강황보다 세 배, 비타민 E보다 1000배 더 높다. 광범위한 연구에서 이 항산화제가 항바이러스를 활성화하고 면역계가 침입자를 방어하는 데 도움이 된다고 밝혀졌다. 또한 혈당 조절을 돕고 각종 암의 위험을 줄인다. **복용량:** 하루 500밀리그램

- **비타민 C:** 체내에서 생성되지 않는 이 필수 비타민은 혈중 항산화제 수치를 30퍼센트까지 높일 수 있다. 또한 면역 체계의 중요한 구성 요소인 백혈구의 생산과 기능을 향상한다. **복용량:** 하루 1000밀리그램

- **N-아세틸시스테인(NAC):** 자유라디칼에 의한 손상을 줄이고 체내 중금속 제거에 도움이 되는 강력한 항산화제인 글루타싸이온 생성에 필수적인 성분이다. 간에도 좋으며 숙취 예방에 도움이 될 수 있다. **복용량:** 하루 240밀리그램

요오드

추천 대상: 늘 피곤하고 아프거나 갑상샘 질환이 있는 사람, 여성, 35세 이상, 임산부

요오드는 뼈와 갑상샘 호르몬을 만드는 데 사용되는 미네랄이다. 갑상샘은 대사를 관장하므로 갑상샘 호르몬이 조금이라도 부족하면 마치 누군가가 몸의 가속페달에서 발을 떼거나 너무 세게 밟아서 엔진이 과회전하는 것처럼 느껴질 수 있다. 갑상샘 호르몬 부족의 일반적인 증상으로는 체중이 늘어난 후 빠지지 않거나, 추위에 민감

하거나, 탈모, 생리량 과다, 생리 주기 불순, 만성 피로 등이 있다.

　요오드는 체내에서 생성되지 않으므로 해조류 같은 식품을 통해 섭취해야 한다. 자연산 생선, 조개류, 달걀노른자는 모두 요오드의 좋은 식품 공급원이다. 혹은 보충제를 복용해야 한다. 요오드 결핍은 하시모토병이나 갑상샘 기능 저하증 같은 갑상샘 질환의 가장 큰 원인이다. 임산부와 모유 수유 중인 여성에게 요오드가 결핍되면 아기의 두뇌 발달에 장애를 일으킬 수 있다.

복용법: 일반 성인은 하루에 150마이크로그램, 임신 중이라면 220, 모유 수유 중이라면 290이 필요하다. 결핍 가능성이 있다면, 하루에 500~1000마이크로그램을 섭취하는 것이 좋다.

11장 '탈설탕 6단계' 실행 계획

▶ 가장 중요한 5대 보충제를 준비한다.

▶ 어떤 지원군이 자신에게 적합한지 파악한다.

▶ 매일 보충제를 복용한다. 점심이나 저녁 식사 약 15분 후에 섭취하면 소화가 잘되고 영양소가 더 잘 분해되어 흡수율이 높아진다.

▶ 이전의 모든 단계를 계속 실행한다.

▶ 258쪽의 DAY 16~18 표를 작성하여 이 단계가 자신에게 어떤 영향을 미치고 있는지 평가하라.

7단계(DAY 19~21)
운동량을 늘려라

지금쯤이면 탈설탕 프로그램의 주요 전략을 전부 식단에 포함했을 것이다. 그동안 미네랄, 건강한 지방, 식물 단백질, 허브 및 향신료, 섬유질이 풍부하고 천천히 타는 탄수화물 섭취량을 늘리고 식사 시간을 조절했다. 지방을 연소하는 체질로 바꾸기 위해 많은 노력을 기울인 것이다. 이제 마지막 단계로 아보카도 초콜릿 무스 위에 체리를 얹을 시간이다. 바로 운동 습관을 강화하는 것이다. 운동과 건강한 식단을 병행하면 놀라운 효과를 볼 수 있다.

걱정하지 마라. 울트라 마라톤을 시작해야 하는 것은 아니다. 물론 달리기 대회에 참가하는 것도 좋지만(지방을 태우면 생각지 못한 지구력 향상에 도움이 된다는 사실에 놀라게 될 것이다), 일단 몸을 더 많이 움직이면 된다. 운동하면 에너지가 쑥쑥 올라가고, 혈액순환이 좋아지며, 림프계 해독이 잘되고, 스트레스도 다스릴 수 있다!

더 많이 움직이며
스트레스를 관리하라

산책이나 조깅을 하면 머리가 맑아진다고 느낄 것이다. 운동이 스트레스 요인에 대처하도록 도와주는 신경 화학물질의 생성을 촉진하기 때문이다. 여기에는 기분을 개선하고 통증을 완화하는 엔도르핀, 말 그대로 기분을 좋게 만드는 세로토닌과 도파민 같은 신경전달물질이 포함된다. 이런 물질은 아드레날린과 코르티솔을 포함한 스트레스 호르몬의 수치도 낮춘다.

내가 좋아하는 표현을 빌리자면, 움직임motion은 곧 감정emotion이다. 움직이면 기분이 좋아진다. 기분이 좋아지면 더 건강한 선택을 하게 된다. 샐러드를 먹거나 채소 음료를 마시고 싶어질 것이다. 반면에 적게 움직이고 스트레스를 낮출 건강한 방법이 없다면, 스스로를 달래기 위해 쓰레기 같은 탄수화물을 찾게 된다.

운동이 왜 좋은지 제대로 알면 행동으로 옮길 가능성이 훨씬 커질 테니, 운동이 주는 모든 이점을 다음과 같이 소개한다.

* 인슐린 저항성을 치유하는 데 도움이 된다. 운동을 하면 혈당 수치가 낮아져 인슐린 분비량이 줄어들기 때문이다. 운동으로 개선된 인슐린/렙틴 수용체 민감도는 전반적인 건강을 최적화하고 만성

질환을 예방하는 데 가장 중요한 요소다.

- 모세혈관까지 혈액순환을 증가시켜 조직 깊숙이 산소와 기타 영양분을 전달한다. 미세 순환이라고 하는 이 과정은 전신 순환의 75퍼센트를 담당한다.

- 새로운 혈관의 발달(혈관 신생성)을 촉진하여 미세 순환을 증가시킨다.

- 혈압을 낮춘다. 운동(특히 유산소 운동)은 심장을 강화하므로, 심장이 더 많은 혈액을 더 효율적으로 펌프질할 수 있도록 도와 수축기 혈압(혈압 수치의 첫 번째 숫자)을 낮춘다.

- 신경세포를 증식시키고, 신경세포 간 연결을 강화하며, 손상을 방어해 뇌가 최적의 능력을 발휘하도록 돕는다.

- 림프계의 기능을 강화하여 해독 능력이 향상된다.

- 관절과 뼈가 튼튼해진다. 관절과 뼈는 가해지는 힘에 반응하는데, 운동할 때 체중의 여섯 배에 달하는 힘이 가해질 수 있다.

- 규칙적으로 운동하는 여성은 유방암 위험이 40퍼센트까지 감소한다.

- 운동으로 분비되는 통증 완화 화학물질인 엔도르핀 덕분에 통증 수치가 감소한다.

- 지방에 저장된 독소를 제거하고 배출하는 데 도움을 준다.

과격한 운동을 하라는 뜻이 아니다. 좋아하는 운동은 무엇이든 좋다. 그저 몸을 일으켜 적절히 움직이는 것을 목표로 삼으면 된다. 식단에서 그랬듯이 우선 좋은 행동을 더하는 것이 중요하다. 앉아 있는 시간이 길다면 15분 걷기부터 시작하자. 목적 없이 걷지 말고 '이건 운동이다'라는 마음가짐으로 해야 한다. 진짜 운동복을 입고 휴대전화를 내려놓고 건강한 치유 환경으로 들어가라.

나는 아들과 축구하거나 딸과 스쿠터 타기를 좋아하는데, 두 가지 모두 운동으로 간주한다. 운동이 즐거우면 자주 하게 되고, 즐거움이 많아질수록 삶의 질이 향상된다. 앞으로 3일간 재미있는 실험을 한다는 자세로 운동에 임하길 바란다.

운동을 해야 독소가 빠진다

림프계는 인체의 숨은 영웅이다. 세포에 쌓인 독소와 노폐물을 제거하는 역할을 맡은 면역 체계의 중요한 구성 요소다. 림프계는 순환계와 유사하지만, 심장을 수축하여 혈액을 이동시키는 순환계와 달리 림프계에는 림프액을 퍼 올리는 펌프가 없다. 림프액은 중력과 근육의 수축으로 움직인다. 즉, 림프계는 몸을 움직여야 순환한다.

움직이지 않고 앉아만 있으면 음식, 물, 환경으로부터 흡수한 독소, 독극물, 중금속이 체내에 정체된다. 이는 쓰레기로 가득 찬 쓰레기통을 비우지 않고 오랫동안 쌓아 두는 것과 같다. 우리 몸은 배출되지 못한 독소를 결합조직 속의 지방에 저장한다. 이는 독소가 더 중요한 내부 장기와 시스템에 해를 끼치지 않도록 일시적으로 안전하게 보관하는 과정이다. 하지만 시간이 지나면서 체중이 늘어나고, 지방에 갇힌 독소가 염증, 만성질환, 조기 노화에 영향을 미친다. 따라서 최적의 건강을 추구한다면 림프계에 신경을 쓰고 관리해야 한다.

유산소 운동 vs 무산소 운동

유산소 운동

달리기, 걷기, 하이킹 등의 '심장 강화cardio' 운동을 말하며, 산소를 연료로 공급한다(예를 들어, 언덕을 오를 때 숨이 찰 정도가 되어야 유산소 운동이다).

무엇을 자극할까: 부교감신경계 활동(신체의 휴식 및 소화 기능)과 심박수 변동성(HRV, 심혈관 건강의 주요 예측 인자)을 자극한다. 우리 대부분은 신체적, 화학적, 정서적 스트레스에 지속해서 노출되는 탓에 교감신경계 영역에 갇혀 있다. 건강한 HRV란 교감신경과 부교감신경 사이를 쉽게 오갈 수 있다는 의미이며, 유산소 운동이 이를 돕는다.

무엇을 태울까: 주로 지방을 태운다. 유산소 대사는 근육에 필요한 에너지를 생성하기 위해 결합조직과 세포에서 지방을 꺼내 연소시킨다. 또한 간과 근육에 저장된 당분(글리코겐)을 연소시킴으로써 몸이 저장된 지방을 태울 수 있게 해 준다.

어디에 유익할까: 지방 연소, 염증 감소,[1] 지구력 증진, 심혈관 건강 및 수명 연장(텔로미어 길이 보존)[2]

종류: 걷기, 요가, 태극권, 필라테스, 조깅, 수영, 자전거 타기, 스피닝, 복싱, 춤

무산소 운동

짧고 강렬한 에너지를 폭발하는 운동으로, 공급 가능한 산소보다

더 많은 산소가 필요하다. 그래서 몸이 에너지 수요를 충족하기 위해 근육과 간에 저장된 글리코겐을 먼저 분해하고, 그다음으로 저장된 지방을 분해한다.

무엇을 자극할까: 교감신경계(투쟁-도피 반응)

무엇을 태울까: 주로 당을 태운다. 무산소 대사는 대개 포도당과 글리코겐을 사용하지만, 올바른 식단과 함께 적절한 시간(예를 들어 식사 전 공복 상태)과 방법으로 운동하면 지방 연소 엔진에 연료를 공급할 수 있다.

어디에 유익할까: 근육 생성, 뼈 강화, 체력 증진, 체중 감량

종류: 일반 근력 운동, 역도, 스프린트(단거리 달리기), 고강도 인터벌 트레이닝

유산소 운동과 무산소 운동 중 어느 것이 더 낫다고 할 수는 없다. 두 가지 모두 건강과 장수에 중요하며 지방을 연소시킬 수 있다. 예전에는 저강도 유산소 운동이 체지방 감량에 적합하다고 생각했으나, 이러한 생각이 바뀌기 시작했다. 유산소 운동은 무산소 운동에 비해 지방을 더 높은 비율로 사용하는 반면, 같은 시간 동안 연소하는 에너지 총량은 무산소 운동이 더 많다. 즉, 대부분 사람이 유산소로 상당량의 지방을 감량하려면 오랜 시간 운동을 해야 하지만, 무산소 운동을 하면 더 짧은 시간에 체중 감량 목표를 달성할 수 있다. 따라서 최상의 결과를 얻기 위한 핵심은 유산소와 무산소를 모두 포함하는 운동을 하거나, 두 가지를 주기적으로 병행하여 신체가 지속해서 적응하도록 하는 것이다.

다양한 운동을 섞어서 하라

앞서 설명했듯이 장기적인 건강 식단의 핵심 요소 중 하나는 다양성이다. 우리 몸은 원래 적응력이 뛰어나지만 일 년 내내 같은 음식을 반복해서 먹으면 적응할 기회조차 얻지 못한다. 운동도 마찬가지다. 운동 효과를 높이려면 변화를 줘야 한다.

좋아하는 운동을 꾸준히 할 수는 있지만, 다른 운동은 하지 않은 채 그 운동만 하지는 말자. 매일 같은 운동만 반복적으로 하다 보면 뇌의 적응력이 떨어진다. 내가 유명 트레이너인 애나 카이저Anna Kaiser의 수업을 좋아하는 이유도 3주에 한 번씩 루틴이 바뀌기 때문이다. 내가 익숙해지기 시작할 때쯤이면, 영락없이 그가 새로운 루틴을 선보인다.

다양한 운동을 해야 몸이 자극받고 적응력을 유지할 수 있다. 뇌가 다양한 신체 활동을 조율하고 예측할 수 없는 상황에 적응해야 하므로 신경 가소성neuroplasticity이 촉진된다.

이상적인 운동 프로그램은 심혈관 운동, 근력 운동, 고강도 인터벌 트레이닝이 다 들어 있어야 한다. 스피닝, 요가, 근력 운동, 수영, 달리기 등 몸에 맞는 운동을 골고루 섞어서 하라. 유산소 운동과 무산소 운동을 모두 포함하여 지방 연소 속도를 높이도록 일주일 운동 계획을 짜는 것이 바람직하다.

조금 느긋하게 하고 싶은 날에는 중간 강도의 유산소 운동으로 지방을 태울 수도 있다. 매일 강도 높은 운동만 하는 것보다 마음이 가벼워져 지속성이 높아질 것이다.

NASA가 달리기보다 효과적이라고 하는 운동

어릴 적에 트램펄린trampolin 또는 리바운더rebounder라고 부르는 기구 위에서 뛰어 본 적 있는가? 대단한 운동처럼 보이지 않지만 실제로는 건강 혜택이 상당하다. 튀어 오르는 동작이 대사를 촉진하고 림프계를 자극하며 심혈관 건강을 개선한다. 지방 속 독소를 풀어내고 제거할 뿐만 아니라, 독소를 저장하는 지방도 함께 없앤다.

그 결과는? 체중, 특히 체지방이 감소한다. 신체적 제약 때문에 고강도 운동을 할 수 없는 사람들에게도 트램펄린이 체중 감량에 도움을 줄 수 있다.

1980년대에 미국항공우주국(NASA)은 우주비행사가 무중력 환경에서 건강을 유지할 수 있게 하는 운동 방법을 찾기 위해 연구를 의뢰했다. 그 결과 트램펄린이 달리기보다 훨씬 더 효과적이라는 사실을 발견했다. 트램펄린에서 뛴 선수들은 달리기한 선수들보다 발목과 다리에 가해지는 스트레스가 적었다. 운동량이 같을 경우, 튀어 오르는 운동을 한 선수가 달리기한 선수보다 산소 섭취량이 68퍼센트 더 많았으며, 이는 에너지, 면역력, 체중 감량에 큰 도움이 된다.[3] (심지어 허리와 척추, 무릎에도 더 좋다!)

접어서 보관할 수 있고, 삐걱거리는 소리가 나지 않아 층간 소음 걱정이 없는 제품을 구해 집에서도 트램펄린 운동을 할 수 있다. 나는 보통 아침마다 8~10분간 트램펄린에서 뛴다. 토끼뜀, 팔 벌려 뛰기, 점핑 스쿼트, 혹은 의자에 앉아 트램펄린에 다리를 얹고 가볍게 팅기는 것까지 각자 자신에게 맞는 다양한 응용 동작을 찾아 보자. 아이들도 할 수 있다.

바쁜 사람들을 위한
가장 효율적인 운동

활동적인 생활을 해야 좋다는 건 알고 있지만, 대부분 사람이 그렇듯 운동할 시간이 없다고 느낄 수 있다.[4] 이런 사람들을 위해 시간 대비 운동 효과가 높은 운동이 있다. 고강도 인터벌 트레이닝high-intensity interval traning, HIIT은 말 그대로 고강도 운동과 짧은 휴식을 번갈아 하는 방식으로 효과를 극대화하는 운동법이다. 집에서 기구 없이 맨몸으로 10~20분만 투자하면 일반적인 45~90분짜리 운동보다 더 큰 효과를 얻을 수 있다.

이름처럼 HIIT는 강도가 상당히 높다. 하지만 이러한 강도를 통해 최소한의 시간에 다음과 같은 건강상의 이점을 얻는다.

단기간에 더 많은 칼로리를 소모한다. 한 연구에서 참가자들에게 30분간 HIIT, 웨이트 트레이닝, 달리기, 자전거 타기 중 한 가지 운동을 하도록 한 결과, HIIT를 한 그룹이 다른 그룹보다 25~30퍼센트 더 많은 칼로리를 소모했다. 이들은 20초간 최대 강도로 운동하고 40초간 휴식을 취하는 서킷 트레이닝circuit traning을 했다. 이는 HIIT 그룹의 총 운동 시간이 자전거나 달리기 그룹의 3분의 1밖에 되지 않는다는 의미다.[5]

운동이 끝난 후에도 대사가 촉진된다. 여러 연구에 따르면 HIIT는 운동이 끝난 후에도 몇 시간 동안 기초대사량을 증가시켜 칼로리 연소가 계속될 수 있게 한다. 이는 운동 중에 칼로리를 태우는 것 이상의 효과가 있다. HIIT의 이러한 지속 효과는 조깅이나 웨이트 트레이닝보다 더욱 뛰어나며, 몸이 에너지원으로 탄수화물보다 지방을 사용하도록 유도한다.[6] 카테콜아민(지방 분해를 촉진하는 신경전달물질)과 인간성장호르몬(HGH)의 수치를 높임으로써 이러한 작용이 가능하다. 또 다른 연구에 따르면 2분간의 HIIT(스프린트 형태)로도 30분간 달리기한 것처럼 24시간 동안 대사가 증가했다고 한다.[7] 단 2분으로 말이다!

뱃살을 포함한 전신 체지방이 감소한다. 총 424명을 대상으로 한 13건의 연구를 검토한 결과, HIIT는 체지방과 허리둘레, 즉 장기 주변에 축적되는 위험한 지방인 내장 지방을 줄이는 것으로 나타났다.[8] 또 다른 연구에 따르면 일주일에 세 번 20분씩 12주 동안 HIIT를 했더니 평균 2킬로그램의 체지방이 감소했다. 이는 식단에 아무런 변화를 주지 않고도 나타난 결과였다. 또한 내장 지방도 17퍼센트 감소했다.[9]

혈당이 낮아지고 인슐린 저항성이 개선된다. 12주 가량 HIIT를 하면 제2형 당뇨병 환자를 포함해 혈당 수치를 낮출 수 있다는 연구가 있다.[10] [11] 또한 50건의 연구를 검토한 결과 HIIT가 다른 운동보다 인슐린 저항성을 줄이는 데 더 효과적이라는 사실도 밝혀졌다.[12] 즉, HIIT는 단순한 식단 교정보다 더 효율적으로 인슐린 저항성을 해결하여 지방 연소에 적응하도록 도와준다.

이 외에도, HIIT는 50세 이상의 사람들에게 다음과 같이 특히 유용하다고 밝혀졌다.

- 나이가 들어감에 따라 감소하는(일반적으로 10년마다 약 3킬로그램씩 감소) 근육량을 지켜 준다. 즉 HIIT를 하면 근육이 아닌 지방이 감소한다는 의미다.
- 염증을 감소시킨다. HIIT는 미토콘드리아 기능을 촉진하는 유전자를 늘려 더 많은 에너지를 얻고, 염증을 유발하는 산화 스트레스를 줄이는 데 도움이 된다.
- 뇌의 새로운 미토콘드리아 형성에 기여함으로써 노화로 인한 인지 기능 저하를 방지한다.[13]

HIIT는 각자의 수준에 맞게 다양한 동작으로 구성할 수 있다. 예를 들어, 내 트레이너인 애나 카이저의 '산성 타파 운동법'은 발차기, 사이드 런지, 플랭크 크로스 킥, 사이드 플랭크 각 15~30초씩 3세트, 런지, 팔굽혀펴기, 스쾃, 삼두근 딥 각 15~30초씩 3세트로 구성

고강도 운동에는 더 많은 수분이 필요하다

운동 강도가 높다는 건 그만큼 신체의 탈수가 크다는 뜻이다. 물을 충분히 마시지 않으면 지방세포에서 분해된 독소가 신장에서 여과되어 소변으로 배출되지 않고 바로 땀으로 배출되어 탈이 날 수 있다. 만약 독소가 땀으로도 배출되지 않으면 몸이 독소를 재분배하여 지방과 독소를 그대로 보유하게 되는데, 이는 결코 우리가 원하는 바가 아니다! 물을 더 많이 마시면 독소를 배출하고 지방을 더 많이 감량할 수 있다. '오염을 해결하려면 희석하라'라는 것이 내 좌우명이다.

된다. 이렇게 총 8분만 운동하면 러닝머신에서 30분 동안 뛰는 것보다 더 많은 지방을 연소하고, 독소를 배출하며, 진정으로 산성을 타파할 수 있다.

운동에 관해 자주 묻는 질문

Q. 운동하기 가장 좋은 시간은 언제인가요?

운동에 잘못된 시간은 없지만, 최적의 시간은 있다. 혈당 수치가 가장 낮을 때, 즉 하루 중 첫 식사 전이 좋다. 왜 그럴까? 혈당 수치가 낮으면 인슐린 수치도 낮아지고, 그러면 몸이 연료로 쓸 당분이 없으므로 대신 선호하는 에너지원인 지방으로 방향을 돌린다. 단식 상태에서 운동하면 복부 지방세포의 베타 수용체가 활성화되어 지방세포가 연소할 가능성이 훨씬 커진다.

이러한 지방 연소 상태를 활용하면 뱃살이 더 잘 빠지는 건 물론이고, 운동할 때 에너지가 무한히 솟아난다. 따라서 운동 전에 연료를 보충한다는 생각은 잊어버려라. 운동 전에 금식하면 운동 효과를 높일 수 있다.

운동할 시간이 퇴근 후밖에 없더라도 괜찮다. 바쁜 아침에 무리하게 운동하느니 시간 여유가 있는 저녁에 하는 편이 더 나을 수 있다. 저녁에 운동하면 신체 리듬이 흐트러져 수면에 어려움을 겪는다는 말이 있지만, 저녁 운동에도 이점이 있다. 한 연구에 따르면 무산소 운동 능력은 저녁에 증가하여 더 생산적으로 운동할 수 있다고 한다.[14] 우선, 일정이 맞는 때를 택해서 규칙적으로 운동하는 습관을 기르자. 운동 시간은 나중에 언제든 최적화할 수 있다.

Q. 지방을 태우려면 운동 전, 운동 중, 운동 후에 무엇을 먹어야 하나요?

운동 전: 방금 설명했듯이 운동하기에 가장 이상적인 시간은 하루의 첫 식사를 하기 전이므로 운동 전에 무엇을 먹어야 할지 고민할 필요가 없다. 케토시스 상태에서는 신체가 최고의 지방 연소 모드에 들어간다. 연구에 따르면 키토제닉 식단을 따르는 사람은 고탄수화물 식단을 따르는 사람보다 운동할 때 지방을 두 배 이상 더 많이 연소한다고 한다.[15]

운동 전 공복에 녹차나 말차(일반 녹차의 120배에 달하는 항산화 성분 함유)를 한 잔 마시면 지방 연소 효소인 리파아제의 수치를 높여 지방 조직을 더 빨리 태울 수 있다. 이 방법은 운동 전에 간식을 먹지 않을 때만 권장한다.

모든 사람의 목표가 체지방 감량이 아닐 수도 있고, 운동 전에 연료나 에너지가 필요할 때도 있다는 걸 잘 안다. 운동 전 간식이 필요하다면 미네랄이 풍부하고 소화기관에 부담을 주지 않는 채소 주스나 퓌레를 먹어 보라. 물 한 컵에 치아씨 1~2큰술과 레몬즙을 넣어 마셔도 좋다. 치아씨는 에너지를 높이는 오메가-3 지방산, 근육에 필요한 아미노산을 공급하는 단백질, 산성도를 중화하는 마그네슘과 기타 알칼리성 미네랄이 들어 있어 운동 중에 필요한 에너지를 공급하는 완벽한 슈퍼푸드다.

배가 부른 상태에서 유산소 운동을 하는 것은 반드시 피해야 한다. 근육에 갑작스럽게 혈액이 몰려, 소화기관에서 영양소의 소화와 흡수에 필요한 필수 혈액을 빼앗길 수 있기 때문이다.

운동 직전에 단백질을 많이 섭취하면 경련이 발생할 수 있는데, 이는 단백질이 산성인 데다 탄수화물과 지방보다 대사에 더 많은 수분이 필요하기 때문이다. 경련은 신체에 수분이 부족하고 산성 음식이나 독소를 중화하기 위해 미네랄을 사용해야 할 때 발생한다. 단백질은 근육을 만들 뿐 근육에 연료를 공급하지는 않는다.

운동 중: 운동 시간에 따라 달라진다. 짧은 시간(60분 미만)의 저강도 운동이라면 아무것도 필요하지 않다. 30분 이상 고강도 운동을 할 때는 히말라야 핑크 소금을 한 꼬집 녹인 물을 마셔 땀으로 배출되는 미량 미네랄을 보충하는 것이 좋다.

90분 이상 운동해야 하는 마라톤을 뛸 때, 나는 아몬드 버터, 마누카 꿀, 계피 가루, 치아씨를 토핑한 글루텐 프리 토르티야를 랩에 싸서 주머니에 넣는다. 이걸 먹으면 몸이 바로 태워서 소화가 쉬운 지방과 탄수화물을 흡수할 수 있다. 또한, 시중에서 판매하는 에너지 젤은 대부분 설탕이 들어 있으니, 4~6컵의 물에 치아씨 2~3큰술을 넣고 젤이 될 때까지 불려 나만의 에너지 젤을 만들 수도 있다.

운동 후: 운동이 끝나면 약 15분이라는 아주 짧은 시간 동안만 운동으로 발생한 젖산을 중화할 수 있는 기회가 주어진다. 운동 중에 미네랄을 섭취하지 않았다면, 이때 히말라야 핑크 소금이나 미네랄 파우더를 물에 타서 마시는 것이 좋다.

운동 후 섭취하는 음식은 매우 중요하다. 첫 번째 원칙은 저탄수화물 식단이다. 이때 단것이나 곡물을 섭취하면 몸이 이런 더러운 연료를 먼저 사용하려 들 것이다. 이는 곧바로 지방 연소 상태에서 벗어나

지방 저장을 촉발할 수 있다.

지방 연소 상태를 유지하고 빠른 회복과 영양 보충을 위해서는 미네랄, 식물 단백질, 건강한 지방이 균형 있게 함유된 음식을 음료(스무디) 형태로 먹는 것이 이상적이다. 바쁘다면 무가당 아몬드나 코코넛 밀크, 식물 단백질 셰이크를 선택해도 좋다. 혹은 아몬드 밀크나 코코넛 밀크에 치아씨, 대마씨, 코코넛유, MCT유 등 건강에 좋은 지방을 첨가하거나, 카카오 파우더, 카카오 닙스, 히말라야 핑크 소금을 뿌려 미네랄과 알칼리성을 더하라.

이런 슈퍼푸드 스무디는 운동 직후 또는 2시간 이내에 원하는 때 섭취할 수 있다. 다시 한번 말하지만, 블루베리나 바나나 같은 적당한 당도의 과일일지라도 탄수화물과 과당은 피해야 한다.

또한 규칙적으로 운동한다면 단백질 섭취량을 늘려야 한다는 점을 명심하라. 연구에 따르면 규칙적으로 운동할 때 칼로리의 20퍼센트를 단백질로 섭취해도 근육 손실이 발생할 수 있다고 한다.[16] 따라서 일일 총칼로리의 30퍼센트에 가까운 양을 단백질로 섭취해야 할 가능성이 크다. 스스로 목표를 설정하려면 하루에 필요한 단백질량을 계산(171쪽)한 후, 두 배로 늘린다.

Q. 지방을 태우려면 얼마나 열심히 운동해야 하나요?

걷기나 달리기 같은 심장 강화 운동을 할 때는 운동 강도 5~7(1은 천천히 걸을 때, 10은 언덕을 전력 질주할 때)이 적당하다. 숨을 심하게 헐떡이지 않고 대화를 계속할 수 있을 정도면, 유산소 영역에서 당이 아닌 산소를 쓰고 있다는 뜻이다. 그러면 산소와 함께 지방을 태우게 된다.

사람들이 놓치기 쉬운 또 다른 핵심 사항은 처음부터 운동 강도를 7단계까지 높이면 안 된다는 것이다. 문밖을 나서자마자 달리기 시작하면 몸은 우리가 유익한 일을 하려고 한다는 사실을 모른 채 투쟁-도피 모드로 전환한다. 호랑이를 피해 달리고 있다고 생각할 수도 있다. 그 결과, 코르티솔이 분비되고 즉시 당을 연소하기 시작한다. 이렇게 되면 지방 저장고를 활용할 수 없고 에너지가 빨리 고갈된다.

7~10분간 천천히 걷기부터 시작하거나, 헬스장에 있다면 저속으로 자전거를 타라. 천천히 부드럽게 준비운동을 하면 몸이 위험하지 않다는 것을 인식해 지방을 연소할 가능성이 훨씬 커진다.

운동 강도 5~7이 자신에게 어떤 느낌인지 익숙해지려면 운동을 몇 번 해 봐야 한다. 나는 운동할 때마다 스스로 느끼는 강도(운동 자각 인지도)가 어느 정도인지 자문해 본다. 이를 통해 내 몸이 당 연소 상태인지 지방 연소 상태인지 알 수 있다. 당 연소 상태라면 미네랄이 더 필요하다.

Q. 운동이 끝난 후 지방 연소를 극대화하는 비결이 있을까요?

운동 후에 저탄수화물 식사를 하는 것 외에 지방 연소 엔진에 활기를 불어넣는 가장 좋은 방법은 2~5분간 찬물에 몸을 담그는 것이다. 찬물로 샤워하거나 차가운 욕조, 수영장에 들어가도 좋다. 추울 때 인체는 열을 생성하고 건강한 심부 온도를 유지하기 위해 칼로리를 더 많이 소모한다. 체온이 약간 떨어지면 '오한 없는 열 발생'이라는 단계에 접어들게 되는데, 이 단계에서는 칼로리 및 지방 연소 능력이 향상한다.

2014년 《세포 대사》에 발표된 한 연구에 따르면, 냉기가 체내의 좋은 지방인 갈색지방조직을 활성화하여 대사를 높이고 지방과 칼로리를 더 많이 태우도록 돕는다고 한다.[17] 열은 포도당, 지방, 기타 영양소를 세포가 사용할 수 있는 에너지 형태로 전환하는 일종의 에너지 공장인 미토콘드리아에서 생성된다.

즉, 몸을 식히면 대사가 활발해진다! 마치 운동이 끝난 후에도 미토콘드리아가 계속 운동하는 것과 같다.

Q. 규칙적으로 운동할 동기를 찾으려면 어떻게 해야 하나요?

어떤 운동을 하든 효과를 극대화하는 방법은 다른 사람들과 함께하는 것이다. 그러면 미루거나 건너뛰지 않고 참여할 가능성이 높아질 뿐만 아니라 운동이 더 쉽고 시간도 빨리 간다고 느껴진다. 운동 강습을 듣거나 운동 파트너가 있으면 혼자 운동할 때보다 엔도르핀이 증가해 통증에 대한 내성도 높아진다고 한다.[18]

일과 육아로 바빠서 저녁에 데이트하기가 어려운 나와 아내는 매주 화요일 점심시간에 함께 운동 강습에 참여한다. 이렇게 운동 데이트를 할 때 우리는 스스로에게 유익한 행동을 한다는 생각에 기분이 좋아지고, 함께하니 의욕이 더욱 샘솟는다. 유대감이 강화되고, 아이들과 있을 때도 더 집중할 수 있다.

12장 '탈설탕 7단계' 실행 계획

▶ 자신에게 맞는 운동을 선택한다.

▶ 그동안 많이 움직이지 않았다면 매일 5분만이라도 무언가
  활동적인 일을 하기로 결심한다.

▶ 림프계가 활발하게 움직일 수 있도록 아침이나 저녁에 5~10
  분간 트램펄린에서 뛰는 것을 고려한다.

▶ 함께 운동할 사람을 찾아본다. 누군가와 함께 운동하면 서로
  책임감을 느껴 운동을 지속할 수 있을 뿐만 아니라 더 즐겁
  게 운동할 수 있다.

▶ 앞으로 3일 동안 운동을 추가하는 것이 기분에 어떤 영향을
  미치는지 평가하여 258쪽 표에 기록하라.

3부

물 주기

GET OFF YOUR SUGAR

13장

탈설탕
라이프스타일 만들기

3주간의 탈설탕 프로그램을 성실하게 실행했다면, 지금쯤 간식을 끊고 맛봉오리를 재훈련하여 새로운 맛을 즐기며 지방 연소 엔진에 시동을 걸었을 것이다. 당신은 음식으로 스트레스를 푸는 습관을 건강을 챙기는 식습관으로 바꾸기 위해 큰 노력을 기울였다. 이제 새로운 습관을 정착시켜 라이프스타일로 만들 시간이다.

이 장에서는 지금까지 배운 내용을 간략하게 정리하고, 그 모든 변화가 합쳐져 어떻게 지방 연소 모드를 유지하고, 호르몬을 최적화하며, 당분 과다 섭취로 인한 만성질환을 예방하는 매일의 전략으로 발전하는지 설명한다. 앞으로 3개월 동안 이 전략을 따르면 새로운 습관이 몸에 배어 지금까지의 25퍼센트 노력만으로도 같은 결과를 얻을 수 있다. 이는 탈설탕 프로그램의 '빼지 말고 더하라' 접근 방식을 따를 때 나타나는 누적 효과 덕분이다.

당신은 갈망하는 음식이 완전히 바뀌었다고 느낄 것이다. 건강한 음식을 먹으면 기분이 좋아져서 자연스럽게 계속 건강한 음식을 원하게 된다. 이렇게 먹는 것이 전혀 억울하게 느껴지지 않을 것이다.

지속 가능한 80:20 원칙

무엇보다 반가운 소식은 완벽하게 챙겨 먹지 않아도 건강을 충분히 개선할 수 있다는 것이다. 앞으로는 식단의 80퍼센트만 오른쪽 '탈설탕 식단 피라미드'를 따르는 것이 목표다. 나머지 20퍼센트는 여기서 벗어난 음식을 먹어도 된다. 70:30 비율만 유지해도 지금까지 얻은 성과를 잃지 않고 계속 발전할 수 있다. 완벽주의자라면 90:10 비율을 목표로 할 테지만, 지속 가능성과 효과를 위해 적절한 비율은 80:20이다.

80:20 원칙은 몇 가지 방법으로 적용할 수 있다.

◆ **한 끼 단위:** 한 끼에 식탁에 오르는 음식의 80퍼센트를 탈설탕 프로그램 허용 음식으로 구성하고, 나머지 20퍼센트는 다른 음식으로 채운다.
◆ **하루 단위:** 모임에서 와인이나 빵을 먹거나 고깃집에 갈 예정이라면, 그날 나머지 식사를 최대한 건강하게 먹고 모임에 참석해 나머지 20퍼센트를 채운다.

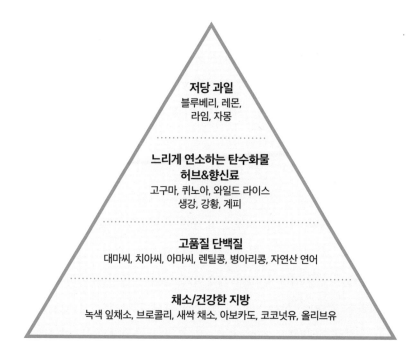

탈설탕 식단 피라미드

◆ **일주일 단위**: 하루 세 끼 식사를 한다면 일주일에 총 스물한 끼 중 열일곱 끼는 탈설탕 프로그램 허용 음식으로 구성하고, 나머지 네 끼는 좀 더 유연하게 먹을 수 있다. 하루 두 끼를 먹는다면, 일주일에 열한 끼는 프로그램을 따르고, 세 끼는 프로그램을 벗어나도 되는 식이다.

탈설탕 프로그램의 핵심은 설탕을 완전히 끊는 것이 아니라 절제하는 것임을 기억하자. 나는 당신이 삶을 즐기기를 바란다. 모든 기쁨을 완전히 포기하라고 하진 않을 것이다. 와인 한 잔을 마시고 싶으면 마시고, 초콜릿 한 조각이 먹고 싶으면 먹어도 괜찮다. 다만 최대한 더 나은 선택을 하라. 초콜릿을 먹으려면 밀크 초콜릿 대신 설탕이 첨가되지 않거나 낮게 첨가된 다크 초콜릿 또는 생카카오가 좋다. 와인을 마실 때는 항산화 성분이 많은 레드 와인을, 아황산염이 적은 유기농 와인을 선택하라.

적어도 앞으로 90일 동안은 탈설탕 식단의 기본 원칙인 건강한 지방 50퍼센트, 채소 20퍼센트, 단백질 20퍼센트, 느리게 연소하는 탄수화물과 저당 과일 10퍼센트의 비율에 따라 음식을 섭취하도록 세심한 주의를 기울이는 일이 필요하다. 그러다 보면 설탕을 줄이고 기분이 좋아지기 위해 무엇이 필요한지 당신의 몸이 정확히 감지하기 시작할 것이다. 삶은 날마다 조금씩 다르고 당신의 상태도 달라지기 때문에 이러한 감각도 자연스럽게 조금씩 변화한다. 약 3개월이 지나면 식단 조절에 익숙해지며, 따라서 바쁜 생활에 치여 조금 흐트러졌을 때만 잠깐 다시 이 페이지를 펼쳐 보고 곧바로 원래 식단으로 돌아가게 될 것이다.

탈설탕 식단 한 끼 섭취 목표량

* 녹말이 없고 미네랄이 풍부한 채소 2~3컵
* 고품질 식물 지방/오일 2~3큰술(1회 제공량은 163쪽 표 참고)
* 육류를 섭취하는 경우, 야생에서 잡거나 목초지에서 사육한 고품질의 동물 단백질 50~100그램(식물 단백질을 더 많이 섭취하는 것이 이상적이다)
* 섬유질이 풍부하고 천천히 연소하는 탄수화물 또는 과일을 한 끼

에 1/2컵 이하로 섭취하되, 하루 1컵을 넘지 않도록 한다.

탈설탕 식단 하루 섭취 목표량
* 녹말이 없고 미네랄이 풍부한 채소 7~10회 제공량
* 건강한 지방 7~10회 제공량
* 고품질 단백질 1~2회 제공량
* 섬유질이 풍부하고 천천히 연소하는 탄수화물 1~2회 제공량
* 체중 1킬로그램당 최소 30밀리리터의 물을 마시고, 고강도 운동을 하는 날에는 1리터를 더 마신다. 알코올 또는 카페인 음료를 마실 때는 그 1.5배의 물을 추가로 마신다.

최적의 식단 다양화 전략

방금 설명한 지침을 따르는 데 익숙해지면, 충분한 포식 시간과 충분한 단식 시간을 함께 확보할 수 있는 식단 계획을 세우는 것이 좋다. 내가 추천하는 공식은 5:1:1(간헐적 단식 5일, 부분 단식 1일, 포식 1일)이다. 이렇게 단식과 포식을 반복하며 식단에 변화를 주는 방식은 장기적으로 지방을 연료로 태우는 동시에, 신체를 계속 보충하고 재생하는 데 필요한 모든 영양소를 섭취할 수 있도록 설계되었다.

나는 다음과 같은 순서의 일주일 식단 계획을 권장한다.(요일과 상관없이 단식을 할 수 있지만, 내가 직접 해 보니 일하느라 정신없이 바쁜 주중에 간헐적 또는 부분 단식을 하고 가족이나 친구들과 식사하는 주말에 포식하는 스케줄이 가장 효과적이다.)

◆ 일요일, 월요일, 화요일: 간헐적 단식

지방 50퍼센트, 채소 20퍼센트, 단백질 20퍼센트, 탄수화물 10퍼센트의 기본적인 칼로리 구성을 지키면서 순탄수화물을 50그램 이하로 섭취한다. 단식 시간은 16시간, 포식 시간은 8시간으로 유지하는 것이 이상적이다. 몸 상태에 따라 이 비율을 18/6 또는 20/4까지 조정해서 자가포식이 일어나는 시간을 최대로 늘릴 수도 있다.

◆ 수요일: 부분 단식(하루 한 끼 식사)

오후 3시에서 6시 사이에 한 번 식사한다. 총섭취량을 500~1000칼로리로 유지하고, 단백질은 20그램, 순탄수화물은 50그램 이하로 제한한다. 주로 녹색 채소와 건강한 지방을 섭취한다. 명심하건대 단식 중에도 허브차, 유기농 커피, 채소 분말이나 미네랄 파우더를 탄 물과 같은 음료를 마실 수 있고, 204쪽의 '단식 중 배고픔을 물리치는 비결'을 활용해도 좋다.

◆ 목요일, 금요일: 간헐적 단식

일요일, 월요일, 화요일과 동일하다.

◆ 토요일: 포식

순탄수화물 섭취량을 100~150그램으로 늘리되, 섬유질이 풍부하고 천천히 연소하는 건강한 탄수화물(단호박, 고구마, 퀴노아 등)로 섭취하고, 8장에서 계산한 적정량의 단백질을 섭취한다. 이날의 목적은 지금이 굶주림 상태가 아니라고 몸에 알리는 것이다. 믿기 어렵겠지만, 이렇게 포식의 날을 보내면 몸이 위험이나 투쟁-도피 상황으로 인식하지 않기 때문에 지방을 더 많이 연소하는 데 도움이 된다. 이날 음식을 먹을 때는 더도 말고 덜도 말고 배가 부를 때까지 먹으면 된다.

잠재적 방해 요소에 대비하라

설탕 섭취를 줄이고 건강한 식단을 유지하는 것이 목표라면, 이를 방해하는 상황이 언젠가는 분명히 찾아올 것이다. 건강한 식단 80퍼센트, 덜 건강한 식단 20퍼센트의 비율이 거꾸로 20:80으로 바뀔 수도 있다. 이런 위기가 오는 것은 시간문제일 뿐이다.

가장 흔한 방해 요인인 여행, 바쁜 생활, 극심한 스트레스에 어떻게 대처할 지 미리 준비해 당황하지 않도록 하라. 계획을 세우지 않으면 실패할 가능성이 크다. 누구나 때때로 궤도를 이탈하기 마련이므로 가능한 한 빨리 이를 파악하여 약간의 조정만으로 다시 정상 궤도에 오르는 것, 그럼으로써 처음부터 다시 시작할 필요가 없도록 하는 것이 핵심이다.

먼저, 여행을 떠날 때는 건강한 음식을 조금이라도 챙겨 가는 것이 매우 중요하다. 안 그러면 십중팔구 나쁜 음식을 먹게 된다. 밖에 나가면 정제·가공 탄수화물은 어디서든 쉽게 눈에 띄지만, 생견과류나 아보카도가 보일 가능성은 매우 낮다. 가장 좋은 방법으로 여행 가방이나 자동차 수납함에 몇 가지 음식을 넣어 두면, 비상시에

스트레스로 인한 당분 섭취 요요를 겪지 않고 에너지를 보충할 수 있다.

이동 중에 외식하거나 포식하는 날에는 디저트로 식사를 마무리해도 괜찮다. 단, 세 입만 먹고 나머지는 다른 사람에게 나눠 줘야 한다. 한번 먹기 시작하면 멈출 수 없는 음식이라면 아예 입에 대지 마라.

여행 시 가져가면 좋은 음식

- 아보카도
- 아몬드, 호두, 마카다미아 등 생견과류
- 대마씨, 치아씨, 아마씨
- 고지방, 저당 바
- 식물 단백질 파우더(이동 중에도 언제든지 물병에 넣어 섭취할 수 있다)
- 소포장된 아몬드/코코넛/카카오 버터 팩
- 코코넛유 팩

누구나 건강하게 식사할 시간이나 여유가 없을 때가 있다. 좋은 소식은 일단 지방 연소에 적응한 상태가 되면 음식을 먹지 않고 더 오래 버틸 수 있다는 것이다. 나는 업무상 뉴욕에서 캘리포니아행 비행기를 자주 타는데, 승무원이 간식을 빨리 나눠 주지 않으면 사람들이 안절부절못하는 모습을 본다. 다섯 시간 비행 동안 해로운

간식 없이 견딜 수 없다는 사실이 안타깝다. 지방을 태우는 몸이라면 이런 일이 문제가 되지 않는다. 바쁜 와중에 음식을 고민하고, 준비하고, 먹는 데 많은 시간을 할애할 필요가 없다. 큰 노력 없이 간단하게 필요한 지방, 식이섬유, 단백질을 섭취할 수 있는 나만의 재료를 준비해 두자.

이를테면 나는 고구마와 채소, 내가 가장 좋아하는 수제 드레싱 (272쪽 참고)만 있으면 시간이 부족해도 궤도를 벗어나지 않는다. 퇴근 후 집에 돌아와 오븐에 고구마를 굽고 코코넛유, 계피 가루, 히말라야 핑크 소금 한 꼬집을 뿌린다. 그리고 냉장고에 있는 채소와 드레싱으로 샐러드를 만들면 저녁 식사가 완성된다. 일요일마다 나와 아내는 언제든 꺼내 먹을 수 있게 채소를 손질하고 드레싱도 미리 만들어 둔다.

스트레스를 관리하지 않으면
스트레스에 지배당한다

앞으로 새로운 맛봉오리와 지방 연소 상태를 유지하는 핵심은 스트레스 수준을 관리하는 것이다. 우리는 모두 항상 다양한 수준의 스트레스 요인에 노출된다. 여러 번 말했지만, 우리는 코르티솔에 절어 있다. 몸이 투쟁-도피 상태에서 연료를 공급받으려면 포도당이 필요하므로 스트레스를 받으면 당에 대한 갈망이 생긴다. 이런 상태에서 고탄수화물 음식이나 단것을 먹으면 혈당 수치가 정상으로 돌아오는 데 최대 여섯 배나 더 오래 걸린다.

너무 단순하게 들리겠지만, 스트레스에 대응하는 가장 좋은 방법은 호흡이다. 실제로 투쟁-도피 외에 또 다른 스트레스 반응이 있다. 바로 얼어붙는 것이다. 도로 위에서 헤드라이트에 놀라 얼어붙은 사슴을 생각하면 된다. 긴장하면 심호흡을 멈추게 되고, 그러면 건강과 기분에 필수적인 산소 공급이 감소하기 때문에 스트레스가 악화한다.

반대로 호흡을 하면 몸이 교감신경계를 활성화하는 상태에서 벗어나 휴식과 소화 기능을 관장하는 부교감신경계를 자극한다고 입증되었다. 이는 당분 연소에서 지방 연소로 전환하는 데도 도움이 된다. 우리 몸에는 오메가-3와 오메가-6, 칼슘과 마그네슘의 균형이 필요하듯이 교감신경계와 부교감신경계의 균형도 필요하다. 그리고 호흡은 이를 달성하도록 돕는다.

호흡은 순환계와 림프계, 소화계에도 영향을 미친다. 데니스 루이스Dennis Lewis의 《자연 호흡의 도The Tao of Natural Breathing》에 따르면 우리 몸의 노폐물 중 최대 70퍼센트가 폐를 통해 배출된다. 나머지는 배뇨와 배변, 땀을 통해 배출된다. 호흡이 충분하지 않으면 세포에 충분한 양의 산소가 공급되지 않는다. 산소가 충분하지 않으면 혈액과 림프의 흐름이 느려져 독소와 노폐물 배출이 저하된다. 소화 과정도 느려진다.

이상적인 평균 호흡수가 분당 5~6회인데 대부분 사람이 14회라는 사실을 알고 있는가? 암에 걸린 사람의 호흡수가 분당 25회 이상이라는 사실은? 왜 그럴까? 암은 독성에 의해 유발되며, 독성이 강해지면 몸은 이러한 독소를 배출하기 위해 본능적으로 더 빨리, 더 얕게 호흡하며 열심히 일하기 때문이다.

천천히 심호흡하면 신체의 해독 능력을 높일 수 있다. 매일 아침 간단한 호흡운동을 하는 데는 몇 분밖에 걸리지 않으며, 돈도 들지 않는다. 3:6:5 파워 호흡은 이미 소개했다(122쪽). 이 호흡을 10번 하면 정신 상태와 스트레스 지수를 개선할 수 있다.

스트레스를 날리는 데 도움이 되는 또 다른 호흡법은 4:8 확장 날숨 호흡이다. 4를 세면서 숨을 들이마시고 8을 세면서 숨을 내쉰다. 이렇게 길게 공기를 내쉬려면 횡격막을 사용해야 한다. 스트레스 때문에 얕은 숨을 쉴 때는 횡격막이 움직이지 않을 수 있다. 숨을 쉴 때마다 횡격막이 다시 움직이게 되면 신경계에 '이상 무'라는 신호가 전달된다. 또한, 오래된 공기를 모두 밖으로 내보내면 산소가 풍부한 큰 숨을 다시 들이마시게 되고, 이 산소가 전신을 더 기분 좋게 만들어 준다.

일기 쓰기는 호흡과 더불어 스트레스 해소 효과가 입증된 방법이다. 일기에 자신의 감정을 써 내려가 보자(그러면 감정이 머릿속을 맴돌며 스트레스를 유발하지 않는다). 또한 목표도 적어 보자.

스트레스로 인해 궤도를 벗어나지 않도록 하는 또 다른 좋은 방법은 당신이 계획을 잘 지킬 수 있도록 격려하고 지지해 줄 사람을 찾는 것이다. 그런 사람을 일주일에 한 번 이상 만나 어려움을 털어놓고 목표 달성을 위한 전략을 공유하길 권한다. 누군가와 목표를 공유하면 이룰 가능성이 훨씬 더 커진다!

스트레스가 닥쳤을 때 무설탕 생존 전략

◆ 3:6:5 파워 호흡을 10회 실시한다.

◆ 4:8 확장 날숨 호흡을 20회 실시한다.

◆ 요가 자세를 몇 가지 취해 본다.

◆ 명상한다.

◆ 엡솜 소금, 베이킹 소다, 에센셜 오일을 욕조에 넣어 뜨거운 목욕을 한다.

◆ 10분간 고강도 인터벌 트레이닝을 한다.

◆ 녹즙을 마신다.

◆ 산책한다.

◆ 오늘 감사한 일이 무엇인지 일기에 적는다.

◆ 힘찬 음악을 들으면 기분 전환에 도움이 된다.

◆ 용기를 주는 글을 읽는다.

◆ 257쪽에 적은 '이유'를 다시 읽어 본다.

수면을 늘려라

피곤할 때는 단 음식을 먹고 싶은 유혹을 느낀다. 적어도 잠시 기운이 반짝 날 것 같기 때문이다. 하지만 결국 기력이 떨어져 전보다 더 피곤해질 수 있다.

당과 수면의 관계는 단순한 에너지 보충 이상의 의미가 있다. 연구에 따르면 4일간 수면 부족(하루 4.5시간 수면)이 지속되면 인슐린 민감성, 특히 지방세포의 인슐린 민감성이 타격을 받는다고 한다.[1] 즉, 잠을 못 자면 인슐린 저항성이 생긴다는 뜻이다. 지방세포도 최상의 상태를 유지하려면 수면이 필요하다.

2010년의 한 연구는 이틀 연속으로 4시간만 자면 배고픔을 조절하는 호르몬인 렙틴이 감소한다고 밝혔다.[2] 이는 피곤할 때 단것이 당기는 이유를 설명하는 데 도움이 된다. 몸이 렙틴을 제대로 분비하지 못해 배고픔과 포만감 신호가 무뎌지면 절대 배가 안 부르고 계속 허기진다.

수면 부족이 기분과 기억력에 영향을 미친다는 사실은 이미 알고 있을 것이다. 수면은 뇌뿐만 아니라 뼈에도 영향을 준다. 2019년에 발표된 한 연구에 따르면 하루 5시간 이하로 자는 여성은 7시간 이상 자는 여성보다 뼈의 미네랄 밀도가 1제곱센티미터당 0.012~0.018그램 낮은 것으로 나타났다. 이 수치가 별것 아닌 것 같지만 약 1년간의 노화에 해당하는 수치다. 또한 엉덩이뼈 골다공증에 걸릴 확률이 22퍼센트, 척추 골다공증에 걸릴 확률이 28퍼센트 더 높았다.[3]

바꿀 날을 기다리지 마라

지금까지 설탕을 왜 줄여야 하며 어떻게 줄이는지에 대한 지식을 얻었다. 하지만 흔히 생각하는 바와 달리 지식은 힘이 아니다. 잠재력일 뿐이다. 그 잠재력을 실제 힘으로 바꾸는 것이 행동이다. 이제 당신 앞에 놓인 질문은 이 새로운 지식으로 무엇을 할 것인가다. 행동으로 옮기겠는가? 아니면 기다리겠는가?

많은 사람이 후자를 선택한다. 의사에게서 나쁜 소식을 듣기 전까지는 변화하겠다고 결심하지 않는다. 또는 지인이나 가족이 건강에 문제가 생기기 전까지는 자신의 건강에 대해 두 번 생각하지 않는다. 내일, 다음 주, 새해 또는 '여유가 좀 생기면' 바꾸겠다고 거듭 말한다. 하지만 미루는 버릇은 꿈을 죽인다. 당신의 현재와 미래의 건강, 그리고 부모라면 자녀의 현재와 미래의 건강이 당신에게 달려 있다. 무엇을 먹든 상관없다거나 변화는 불가능하다는 등 평생 자신에게 해 왔던 이야기를 또 되풀이하지 않기를 바란다. 상황이 완벽해지기를 기다렸다가 바꾸려고 하지 마라. 나 역시 오랫동안 그런 식으로 살았지만, 확실하게 말할 수 있는 건 완벽한 타이밍은 절대 오지 않는다는 것이다.

나와 수많은 환자가 설탕을 끊도록 도와준 단계별 전략을 설명하고, 다음에 무엇을 해야 할지 고민할 필요가 없도록 일정표도 제시했다. 마치 땅바닥에 떨어진 씨앗을 따라가듯 그저 따라만 하면 된다. 이 과정을 통해 최대한 고통스럽지 않게 효과적인 방법으로 목표를 달성할 수 있다고 믿는다.

하지만 21일 만에 건강을 완전히 되돌릴 준비가 되는 사람은 아무도 없다는 것을 잘 알고 있다. 어떤 사람은 자연스럽게 더 느린 속도로 움직이며, 당연히 그래도 괜찮다. 한 번에 한 걸음씩 천천히 나아가도 좋다. 잠자리에 들기 3시간 전부터 음식을 먹지 않거나, 다이어트 콜라를 마시기 전에 녹즙을 마시는 등 작은 변화 하나만이라도 시작해 보자. 그 한 가지를 통해 더 많은 에너지를 얻고 변화할 수 있다는 자신감을 키우면, 또 다른 변화를 시도할 원동력이 생길 것이다. 계속해서 작은 변화를 쌓아 가다 보면 언덕을 굴러 내려가는 눈덩이처럼 가속도가 붙는다.

진전이 없거나 궤도에서 벗어났다고 느낄 때마다 돌아가서 자신이 탈설탕을 결심한 이유를 되짚어 보라. 어떤 사람이 되고 싶은지, 그런 사람이 되기 위해 어떤 변화가 필요한지 상기하라.

또한, 이 모든 것을 혼자 해내려고 하지 마라. 주변 사람들을 이 프로그램에 동참시키는 일이 당신의 성공에도 매우 중요하다. 이 책에서 배운 내용을 사랑하는 사람들과 공유하고, 그들과 함께 건강해지고 싶다고 말하라. 그들이 받아들이든 아니든 어쨌든 시도해 보자. 때로 다른 사람의 변화를 돕는 가장 강력한 방법은 나 자신을 변화시키는 것이다.

건강은 운에 맡기거나 부주의하게 관리하기에는 너무 중요한, 우리가 가진 가장 소중한 자산이다. 설탕은 이 소중한 선물을 빼앗고 매년 수백만 명의 암, 당뇨병, 알츠하이머병, 치매 환자를 만들어 내고 있다. 지금 당신 손에는 자신과 사랑하는 이들의 삶을 위협하는 설탕 중독에서 벗어나, 질병 대신 건강을 위해 시간과 에너지와 자원을 활용하는 데 필요한 명확한 목표와 실행 계획이라는 무기가 주어져 있다. 이 무기를 쓰는 것은 이제 당신 몫이다.

13장 실행 계획

> 섭취하는 음식의 80퍼센트를 '탈설탕 식단 피라미드'(243쪽)에 따르고, 건강한 지방 50퍼센트, 채소 20퍼센트, 단백질 20퍼센트, 느리게 연소하는 탄수화물과 과일 10퍼센트의 비율을 지킨다.

> 한 끼와 하루 섭취 목표량(244~245쪽)을 참고한다.

> 5:1:1 식단 계획(주 5일 간헐적 단식, 1일 부분 단식, 1일 포식)을 차근차근 진행한다.

> 수면 습관을 개선하고 스트레스를 관리하기 위한 자신만의 전략 세 가지를 적어 본다.

설탕 해방 일지

목표 설정하기

내가 원하는 결과는 _____

_____

_____

_____

내가 설탕을 끊으려는 이유는 _____

_____

_____

_____

_____

_____

매일 각 항목에 대해 1점부터 10점까지 점수를 매겨 보자.

단계	일정	에너지 수준	수면의 질	기분	정신 명료도
준비 단계	DAY 0				
	DAY 1				
	DAY 2				
	DAY 3				
	DAY 4				
	DAY 5				
	DAY 6				
	DAY 7				
1단계	DAY 1				
	DAY 2				
	DAY 3				
2단계	DAY 4				
	DAY 5				
	DAY 6				
3단계	DAY 7				
	DAY 8				
	DAY 9				
4단계	DAY 10				
	DAY 11				
	DAY 12				
5단계	DAY 13				
	DAY 14				
	DAY 15				
6단계	DAY 16				
	DAY 17				
	DAY 18				
7단계	DAY 19				
	DAY 20				
	DAY 21				

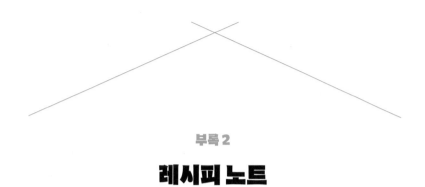

부록 2

레시피 노트

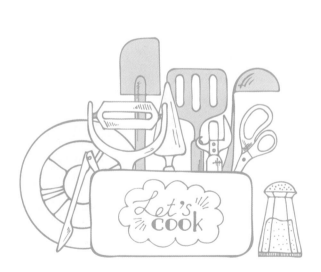

스무디

닥터 그린 디톡스 스무디

풍부한 영양소가 담긴 이 스무디는 발걸음에 활력을 불어넣고 톡 쏘는 맛과 함께 몸에서 독소를 배출한다(고수는 강력한 해독제다). 녹색 채소가 맛봉오리를 재훈련하는 데에도 도움을 줄 것이다. 생강의 매운맛이 너무 강하다면 양을 조절해도 된다.

▌재료(1인분)

시금치 한 줌, 레몬 1/2개(껍질 제거), 2~3cm 크기의 생강(껍질 제거), 오이 1/2개, 신선한 고수와 파슬리 각각 한 줌, 코코넛 워터 또는 물 1컵, 스테비아(선택 사항), 얼음(선택 사항)

▌만드는 법

모든 재료를 믹서에 넣고 크림처럼 될 때까지 45~60초간 분쇄한다.

▌영양 정보 (코코넛 워터 사용 시)

열량	단백질	탄수화물	식이섬유
153kcal	5g	31g	6g
총당류	총지방	포화지방	순탄수화물
15g	1g	0.5g	16g

**살 빼는
민트 그린
스무디**

지금까지 이렇게 맛있는 채소 음료는 없었다! 민트가 상쾌함을 선사하고, 라임과 생강이 하루를 맞이하는 데 필요한 에너지를 줄 것이다.

▌ 재료(1인분)

껍질 벗긴 오이 1개, 로메인 상추 6~8장 또는 시금치 1컵, 코코넛 워터 또는 물 1컵, 라임즙 1개, 2~3cm 크기의 생강(껍질 제거), 신선한 민트 잎 1컵, 대추 1개 또는 스테비아(선택 사항), 얼음(선택 사항)

▌ 만드는 법

모든 재료를 믹서에 넣고 45~60초간 분쇄한다.

**▌ 영양 정보
(코코넛 워터
사용 시)**

열량	단백질	탄수화물	식이섬유
178kcal	5g	39g	8g
총당류	총지방	포화지방	순탄수화물
24g	1g	0g	31g

코코 베리 스무디	코코넛과 라즈베리로 만든 이 스무디는 아침에 건강한 지방을 듬뿍 섭취할 수 있는 방법이다. 라즈베리 대신 블루베리 또는 블랙베리를 넣거나 세 가지 모두 섞어 사용해도 좋다.

▌**재료(1인분)**

신선한 시금치 2컵, 아몬드 또는 코코넛 밀크 2컵, 생 또는 냉동 라즈베리 1컵, 무가당 코코넛 플레이크 1/4컵, 코코넛 유 2큰술, 바닐라 익스트랙트 1작은술, 액체 스테비아 2방울(선택 사항)

▌**만드는 법**

모든 재료를 믹서에 넣고 45~60초간 분쇄한다.

▌**영양 정보**

열량	단백질	탄수화물	식이섬유
604kcal	6g	40g	20g
총당류	총지방	포화지방	순탄수화물
13g	50g	42g	11g

**초코 아몬드
스무디**

이렇게 진한 초콜릿 맛 스무디가 건강한 음식이라
는 게 믿기지 않을지도 모른다. 하지만 녹색 채소,
단백질, 건강한 지방, 풍부한 비타민과 미네랄까지
골고루 들어 있어 하루를 힘차게 보내게 도와준다.

▌**재료(1인분)**

신선한 시금치 2컵, 아몬드 또는 코코넛 밀크 1컵, 바나나
1개, 아보카도 1/2 개, 카카오 파우더 2큰술, 아몬드 버터
2큰술, 계피 가루 1/4작은술

▌**만드는 법**

믹서에 시금치와 아몬드 밀크를 넣고 갈다가, 나머지 재료
를 마저 넣고 부드러워질 때까지 간다.

▌**영양 정보**
  **(아몬드 밀크
  사용 시)**

열량	단백질	탄수화물
515kcal	12g	47g
식이섬유	총지방	포화지방
21g	35g	5g

**그린 디톡스
냉 수프**

이 짭짤한 수프는 엄청난 양의 채소와 미네랄이 들어 있다. 믹서에 재빨리 갈아 마시면 머지않아 몸에서 힘이 솟을 것이다.

▌재료(4인분)

물 2컵, 중간 크기의 오이 2개, 좋아하는 채소(케일, 시금치, 루콜라, 근대 등) 1/2단, 셀러리 줄기 2개, 레몬즙 1/4컵, 올리브유 1/2컵, 마늘 1쪽(다진 것), 소금 1작은술, 파슬리 또는 고수 소량(선택 사항), 바질이나 파프리카 또는 붉은 고추(고명)

▌만드는 법

채소는 모두 잘게 썰어서 준비한다. 고명을 제외한 모든 재료를 믹서에 넣는다. 원하는 농도가 되도록 갈아서 즉시 먹거나 차갑게 낸다. 바질이나 파프리카, 고추로 장식한다.

▌영양 정보

열량	단백질	탄수화물	식이섬유
156kcal	2g	7g	2g
총당류	총지방	포화지방	순탄수화물
2g	14g	2g	5g

애호박 사과	이 수프의 레시피는 우리 부부가 멋진 가족 여행을

애호박 사과 펜넬 수프

이 수프의 레시피는 우리 부부가 멋진 가족 여행을 즐겼던 카리브해의 리조트 식당에서 얻었다. 독특한 맛의 조합이 매력적이다.

▌재료(6인분)

애호박 3개(깍둑썰기), 사과 2개(껍질과 씨 제거하고 얇게 썰기), 펜넬(회향) 알뿌리 3개(손질해서 씨 빼고 얇게 썰기), 올리브유 1/4 컵, 양파 1개(깍둑썰기), 마늘 4쪽, 소금, 채소 육수 5컵, 신선한 바질 1컵(선택 사항)

▌만드는 법

1. 큰 냄비에 올리브유를 넣고 중불에서 가열한다.

2. 양파, 마늘, 펜넬을 넣고 소금으로 간을 맞춘 뒤 재료가 반투명해질 때까지 15분간 익힌다.

3. 애호박을 넣고 5분 더 조리한다.

4. 채소 육수를 넣고 한소끔 끓인 다음, 불을 낮추어 뚜껑을 덮고 30분간 끓인다.

5. 사과를 넣고 15분 더 끓인다.

6. 믹서기로 옮겨서 크림 같은 농도가 될 때까지 간다.

7. 그릇에 담아 바질 잎으로 장식하고 올리브유 한 방울을 뿌려 낸다.

▌영양 정보

열량	단백질	탄수화물	식이섬유
173kcal	4g	22g	6g
총당류	**총지방**	**포화지방**	**순탄수화물**
8g	9.5g	1.5g	16g

| 오이 아보카도
냉 수프 | 이 수프는 상쾌하고 풍미가 좋다. 비건, 키토, 완전한 알칼리성이면서 아보카도 덕분에 크림처럼 부드럽고 든든하다. |

▌재료(2인분)

아보카도 2개, 오이 2개(잘게 썰기), 신선한 고수 1/4컵, 라임즙 1개, 소금 1/2작은술, 통후추 한 꼬집, 붉은 고추 약간(선택 사항), 물 1/2컵(선택 사항)

▌만드는 법

아보카도 하나를 반으로 잘라 절반만 믹서에 넣는다. 물을 제외한 나머지 재료도 믹서에 넣고 부드러워질 때까지 간다. 원하는 농도에 맞춰 물을 넣는다. 맛을 보고 필요에 따라 간을 맞춘다. 남은 아보카도를 얇게 썰어서 얹어 낸다.

▌영양 정보

열량	단백질	탄수화물	식이섬유
248kcal	4g	18g	7g
총당류	총지방	포화지방	순탄수화물
4g	20g	3g	11g

크리미 시금치
바질 수프

만들기 간편하면서도 바질 덕분에 맛이 확 산다. 수프 형태의 페스토 맛이다.

▌재료(4인분)

물 4컵, 시금치 1단, 바질 2컵, 붉은 양파 1/4개, 오이 1개, 토마토 1개, 셀러리 줄기 2개, 잣 1/2컵, 엑스트라 버진 올리브유 1/2컵, 마늘 1쪽(다진 것), 소금 1작은술, 붉은 고추 약간(선택 사항)

▌만드는 법

채소는 잘게 썰어 준비한다. 모든 재료를 믹서에 넣고 원하는 농도에 맞춰 고속으로 간다. 즉시 먹거나 차게 낸다.

▌영양 정보

열량	단백질	탄수화물	식이섬유
204kcal	3g	7g	2g
총당류	**총지방**	**포화지방**	**순탄수화물**
3g	20g	2g	5g

살사 베르데 매콤 샐러드

멕시칸 스타일의 살사 베르데 드레싱 때문에 자꾸만 손이 가는 샐러드다. 녹색 채소에서 활력을 얻는 동시에, 아보카도와 엑스트라 버진 올리브유라는 두 가지 건강한 지방 공급원 덕분에 몇 시간 동안 속이 든든할 것이다.

▌재료(2인분)

샐러드: 루꼴라 또는 베이비 로메인 상추 2컵, 방울토마토 1컵(얇게 썰기), 아보카도 1개(깍둑썰기)

살사 베르데: 올리브유 2큰술, 마늘 2쪽, 신선한 고수 한 줌, 소금 1/2 작은술, 검은 통후추 한 꼬집, 씨 뺀 할라페뇨 고추 1/2~1개(선택 사항)

▌만드는 법

믹서에 살사 베르데 재료를 넣고 부드러워질 때까지 간다. 그릇에 샐러드 재료를 혼합한 후에 살사 베르데를 버무려 낸다.

▌영양 정보

열량	단백질	탄수화물	식이섬유	총당류
258kcal	3g	11g	6g	3g
총지방	포화지방	나트륨	순탄수화물	
24g	3.5g	297mg	5g	

| 아보카도 케일 호박씨 샐러드 | 이 샐러드는 아보카도, 코코넛유, 호박씨가 들어 있어 건강한 지방이 풍부한 파워 점심으로 추천한다. |

▌재료(4인분)

큰 케일 2단(줄기 제거 후 잘게 썰기), 아보카도 4개(깍둑썰기), 코코넛유 2큰술, 코코넛 아미노 또는 타마리 간장 1큰술, 호박씨 1/4컵

▌만드는 법

프라이팬에 코코넛유를 넣고 중불에서 녹인 뒤, 케일을 넣고 5분간 볶는다. 케일이 부드러워지고 밝은 녹색이 되면, 불에서 내려 코코넛 아미노로 버무린다. 아보카도와 호박씨를 얹어 낸다.

▌영양 정보

열량	단백질	탄수화물	식이섬유
399kcal	11g	22g	13g
총당류	총지방	포화지방	순탄수화물
0.5g	33g	9.5g	9g

쑥 드레싱을	똑같은 샐러드만 먹는 데 질렸다면 맛과 식감이 독
곁들인 석류와	특한 이 샐러드를 한번 시도해 보자. 흰콩과 아보카
흰콩 샐러드	도 덕분에 단백질과 지방을 충분히 섭취할 수 있어
	몇 시간 동안 포만감이 유지된다.

▌ 재료(2인분)

샐러드: 베이비 시금치 4컵, 석류씨 1/3컵, 대파 2개(얇게 썰기), 아보카도 1개(깍둑썰기), 삶은 흰콩 1/2컵, 잣 또는 아몬드 슬라이스 1/4컵

드레싱: 신선한 사철쑥 2큰술(잘게 썰기), 사과 식초 3큰술, 엑스트라 버진 올리브유 1/2컵, 마늘 2쪽(다진 것), 홀그레인 머스터드 1큰술, 소금 1/2 작은술, 검은 통후추 한 꼬집

▌ 만드는 법

큰 그릇에 모든 샐러드 재료를 넣고 섞는다. 작은 그릇에 소금과 후추를 포함한 모든 드레싱 재료를 섞은 뒤, 샐러드와 버무린다.

▌ 영양 정보

열량	단백질	탄수화물	식이섬유
266kcal	6g	18g	6g
총당류	**총지방**	**포화지방**	**순탄수화물**
3.5g	21g	2.5g	12g

완벽한
병 샐러드

이 샐러드는 왜 완벽한 걸까? 미네랄과 섬유질이 풍부한 채소에 견과류, 씨앗, 아몬드 버터의 건강한 지방이 듬뿍 더해진다. 게다가 휴대가 간편해서, 요리할 시간도 없고 건강한 음식을 사러 나갈 시간도 없는 바쁜 날에 점심 도시락으로 안성맞춤이다.

▎재료(2인분)

사과 1/2개(깍둑썰기), 방울토마토 4~5개, 무 4개(얇게 썰기), 셀러리 4줄기(얇게 썰기), 좋아하는 견과류와 씨앗 1/4 컵(아몬드, 호두, 호박씨, 헴프씨 등), 좋아하는 녹색 채소 4~6컵(시금치, 케일 등), 아몬드 버터 3큰술, 레몬즙 또는 사과 식초 1큰술, 메이플 시럽 1큰술, 참기름 2작은술

▎만드는 법

작은 그릇에 아몬드 버터, 레몬즙, 메이플 시럽, 참기름을 넣고 섞는다. 사과와 드레싱을 골고루 버무려(갈변을 막기 위해) 400~500ml 유리병 두 개에 나눠 담는다. 토마토, 무, 셀러리, 견과류, 씨앗을 켜켜이 넣고 채소를 맨 위에 올려 밀봉한다. 먹을 때는 재료와 드레싱이 잘 섞이도록 병을 흔든 다음 열어서 그대로 먹거나, 큰 그릇에 옮겨 담는다.

▎영양 정보

열량	단백질	탄수화물	식이섬유
332kcal	10g	27g	15g
총당류	총지방	포화지방	순탄수화물
8g	25g	2g	12g

**대릴 박사가
가장 좋아하는
드레싱**

우리 가족은 이 드레싱을 매주 만드는데 며칠 안
가 바닥이 난다. 치폴레와 붉은 고추가 매콤한 맛
을 더해 계속 먹고 싶게 만든다. 샐러드드레싱뿐 아
니라 채소를 찍어 먹는 디핑 소스로 활용해도 좋다.
재료량을 두 배로 늘리는 것을 고려해 보라. 그만큼
맛있다.

▌**재료(6인분)**

엑스트라 버진 올리브유 1/2컵, 라임즙 2큰술, 코코넛 아미
노 2큰술, 다진 양파 2큰술, 마늘 1쪽, 치폴레 가루 1/2작은
술, 씨 뺀 대추야자 1.5개, 소금 1/4작은술, 붉은 고추 약간
(선택 사항)

▌**만드는 법**

모든 재료를 믹서에 넣고 원하는 농도로 간다. 좋아하는 잎
채소나 채소 스틱(피망, 당근, 브로콜리 등)에 곁들인다.

▌**영양 정보**

열량	단백질	탄수화물	식이섬유
179kcal	1g	5g	0.5g
총당류	총지방	포화지방	순탄수화물
4g	18g	2.5g	4.5g

**키토 마늘
디핑 소스**

이 소스의 기본 재료는 마늘과 해바라기씨와 아보카도다. 여기에 타히니(참깨 페이스트), 레몬, 올리브유, 허브를 혼합해 식물 지방의 훌륭한 공급원이다. 신선한 채소에 곁들일 가장 좋아하는 디핑 소스가 될 것이다.

**▌재료(회당 1/4컵씩
10회 제공량)**

마늘 5~6쪽, 아보카도 1개, 해바라기씨 1/2컵(밤새 물에 불려 물기를 뺀 것), 레몬즙 1개, 소금, 타히니 1/4컵, 엑스트라 버진 올리브유 1/4~1/2컵, 생파슬리(선택 사항)

▌만드는 법

마늘, 아보카도, 해바라기씨, 레몬즙, 소금(1/2작은술로 시작)을 믹서에 넣고 혼합한다. 타히니를 추가하여 다시 잘 간다. 올리브유를 넣어 크리미하고 너무 되지 않은 후무스 같은 질감을 만든다. 필요에 따라 소금 간을 더한 다음, 그릇에 옮겨 파슬리를 뿌린다. 당근이나 셀러리, 방울토마토, 오이 등 좋아하는 채소와 함께 낸다.

▌영양 정보

열량	단백질	탄수화물	식이섬유
150kcal	3g	5g	2g
총당류	**총지방**	**포화지방**	**순탄수화물**
0g	14g	2g	3g

5분 후무스

후무스를 직접 만드는 것이 얼마나 쉽고 훨씬 더 맛있는지 알게 되면 다시는 시중에 파는 후무스에 만족하지 않을 것이다.

▌재료(2컵)

병아리콩 통조림 400g(물기를 빼서 헹군 것), 타히니(참깨 페이스트) 1/3컵, 마늘 1쪽, 참기름 2큰술, 레몬즙 2큰술, 소금 약간, 검은 통후추 약간

▌만드는 법

모든 재료를 믹서에 넣고 부드러워질 때까지 간다. 원하는 농도에 따라 물을 약간 추가해야 할 수 있다. 너무 묽어지지 않도록 한 번에 1~2큰술씩 추가한다.

▌영양 정보

열량	단백질	탄수화물	식이섬유
71kcal	2g	6g	2g
총당류	총지방	포화지방	순탄수화물
0.1g	4.5g	0.5g	4g

간편한 나만의
케일 칩

바삭하게 구운 케일 칩은 채소를 섭취할 수 있는 좋은 방법이다. 주된 향은 마늘이지만, 카레향으로 바꾸고 싶다면 마늘 대신 카레 가루를, 올리브유 대신 녹인 코코넛유를 사용하라.

▌**재료(1인분)**

케일 1단(줄기 제거), 엑스트라 버진 올리브유 1큰술, 마늘 가루 1작은술, 소금 2꼬집

▌**만드는 법**

씻어 말린 케일 잎을 잘게 찢어 큰 그릇에 담는다. 올리브유, 마늘 가루, 소금을 뿌려 골고루 버무린다. 오븐을 150도로 예열하고, 유산지를 깐다. 그 위에 케일을 고르게 배열해 10분간 굽고, 뒤집어서 다시 10분간 굽는다. 가장자리가 노릇노릇해지기 시작할 때까지 구우면 된다. 타지 않도록 조심하라.

▌**영양 정보**

열량	단백질	탄수화물	식이섬유
253kcal	12g	21g	6g
총당류	총지방	포화지방	순탄수화물
0g	16g	2g	15g

바삭한 병아리콩

오븐에 구운 콩을 먹고 식감에 실망한 적이 있다면, 이 레시피를 꼭 시도해 보길 바란다. 건강한 지방으로 콩을 볶으면 바삭하고 맛있는 키토 간식이 만들어진다.

▌재료(2~4인분)

병아리콩 통조림 400g(물기를 빼서 헹군 것), 코코넛유 1/4컵, 소금, 붉은 고추 플레이크, 레몬 껍질 1/2개

▌만드는 법

병아리콩을 종이 타월이나 깨끗한 천으로 감싸서 물기를 없앤다. 프라이팬에 코코넛유를 넣고 중불에서 가열한 뒤, 달궈지면 병아리콩을 넣는다. 지글지글 끓으면 뒤로 물러서라(콩이 터질 수 있기 때문에). 골고루 저으면서 바삭바삭해지도록 10분간 익힌다. 볶은 병아리콩을 종이 타월로 옮겨 남은 기름을 제거한다. 아직 뜨거울 때, 소금과 고추 플레이크를 뿌리고 레몬 껍질을 넣는다. 바로 먹거나, 완전히 식혀서 밀폐된 용기에 2~3일 동안 보관한다.

▌영양 정보

열량	단백질	탄수화물	식이섬유
223kcal	5g	20g	6g
총당류	총지방	포화지방	순탄수화물
0g	14.5g	12g	14g

디톡스 차

이 차는 항염 3대 슈퍼스타인 레몬, 생강, 강황을 주 재료로 한다. 또한 림프계를 정화해 면역력을 높이는 데 도움을 준다. 만들기도 쉽고, 하루를 시작하기에 더없이 좋다.

▌ **재료(4인분)**

물 450~600ml, 신선한 강황과 생강 각각 한 조각(약 2.5cm, 껍질 벗겨 잘게 썰기), 통후추 한 꼬집, 고추 약간(선택 사항), 레몬 슬라이스 1개, 채소 분말 1큰술(선택 사항)

▌ **만드는 법**

냄비에 물을 붓고 끓인다. 물이 끓기 시작하면 불을 끄고 강황, 생강, 후추, 고추를 넣어 10분간 우린다. 오래 우릴수록 더 강력하고 진한 디톡스 차가 될 것이다. 우린 차를 컵에 붓고 레몬즙을 짜 넣는다. 남은 차는 밀폐 용기에 넣어 냉장고에 보관하면 건강한 디톡스 아이스티가 된다. 채소 분말을 한 큰술 넣으면 활력을 한층 더 끌어올리는 차를 만들 수 있다.

▌ **영양 정보**

열량	탄수화물	총당류
2kcal	0g	0g
단백질	식이섬유	총지방
0g	0g	0g

주

1장

1 "New CDC Report: More Than 100 Million Americans Have Diabetes or Prediabetes," CDC, July 18, 2017, https://www.cdc.gov/media/releases/2017/p0718-diabetes-report.html.

2 Emelia J. Benjamin et al., "Heart Disease and Stroke Statistics—2019 Update: A Report from the American Heart Association," *Circulation* 139, no. 10 (2019): e56 – e528, https://doi.org/10.1161/CIR.0000000000000659.

3 "How Many People Are Affected by/at Risk for Obesity & Overweight?" National Institute of Child Health and Human Development, accessed May 2, 2019, https://www.nichd.nih.gov/health/topics/obesity/conditioninfo/risk.

4 Alice Walton, "How Much Sugar Are Americans Eating? [Infographic]" *Forbes*, August 30, 2012, https://www.forbes.com/sites/alicegwalton/2012/08/30/how-much-sugar-are-americans-eating-infographic.

5 B. M. Popkin and C. Hawkes, "The Sweetening of the Global Diet, Particularly Beverages: Patterns, Trends, and Policy Responses for Diabetes Prevention," *Lancet Diabetes & Endocrinology* 4, no. 2 (2015): 174 – 186, https://doi.org/10.1016/S2213-8587(15)00419-2.

6 Joseph Mercola, "Why Cutting Down on Sugar Might Be the Best Health Insurance Available," April 23, 2016, https://articles.mercola.com/sites/articles/archive/2016/04/23/cut-down-sugar-consumption.aspx.

7 "Dietary Guidelines 2015 – 2020: Executive Summary," US Department of Health and Human Services and the US Department of Agriculture, May 21, 2019, https://health.gov/dietaryguidelines/2015/guidelines/executive-summary.

8 "Guideline: Sugars Intake for Adults and Children," World Health Organization, March 4, 2015, https://www.who.int/publications-detail/9789241549028.

9 "Added Sugars," American Heart Association, accessed May 21, 2019, https://www.heart.org/en/healthy-living/healthy-eating/eat-smart/sugar/added-sugars.

10 *Here & Now* staff, NPR, "How the Food Industry Helps Engineer Our Cravings," December 16, 2015, https://www.npr.org/sections/thesalt/2015/12/16/459981099/how-the-food-industry-helps-engineer-our-cravings.

11 Erin Fothergill et al., "Persistent Metabolic Adaptation 6 Years After 'The Biggest Loser' Competition," *Obesity* 24, no. 8 (2016): 1612 – 1619, https://doi.org/10.1002/oby.21538.

12 S. W. Ng, M. M. Slining, and B. M. Popkin, "Use of Caloric and Noncaloric Sweeteners in US Consumer Packaged Foods, 2005 – 2009," *Journal of the Academy of Nutrition and Dietetics* 112, no. 11 (2012): 1828 – 1834, https://doi.org/10.1016/j.jand.2012.07.009.

13 J. J. DiNicolantonio, J. H. O'Keefe, and S. C. Lucan, "Added Fructose," *Mayo Clinic Proceedings* 90, no. 3 (2015): 372 – 381, https://doi.org/10.1016/j.mayocp.2014.12.019.

14 Sayed Hossein Davoodi et al., "Calorie Shifting Diet Versus Calorie Restriction Diet: A Comparative Clinical Trial Study," *International Journal of Preventive Medicine* 5, no. 4 (2014): 447 – 456.

15 Patrice D. Cani et al., "Metabolic Endotoxemia Initiates Obesity and Insulin Resistance," *Diabetes* 56, no. 7 (2007): 1761 – 1772, https://doi.org/10.2337/db06-1491.

16 P. Cani et al., "Changes in Gut Microbiota Control Metabolic Endotoxemia-Induced Inflammation in High-Fat Diet-Induced Obesity and Diabetes in Mice," *Diabetes* 57, no. 6 (2008): 1470 – 1481, https://doi.org/10.2337/db07-1403.

2장

1 K. R. Magnusson et al., "Relationships Between Diet-Related Changes in the Gut Microbiome and Cognitive Flexibility," *Neuroscience* 300 (2015): 128 – 140, https://doi.org/10.1016/j.neuroscience.2015.05.016.

2   H. P. Weingarten and D. Elston, "Food Cravings in a College Population," *Appetite* 17, no. 3 (1991): 167 – 175, https://doi.org/10.1016/0195-6663(91)90019-o.

3   Ting-Li Han, Richard D. Cannon, and Silas G. Villas-Bôas, "The Metabolic Basis of Candida Albicans Morphogenesis and Quorum Sensing," *Fungal Genetics and Biology* 48, no. 8 (2011): 747 – 763, https://doi.org/10.1016/j.fgb.2011.04.002.

4   Lisa Richards, CNC, "Why Does Candida Really Need Sugar?" September 17, 2017, https://www.thecandidadiet.com.

5   Atsushi Goto et al., "High Hemoglobin A1c Levels Within the Non-Diabetic Range Are Associated with the Risk of All Cancers," *International Journal of Cancer* 138, no. 7 (2016): 1741 – 1753, https://doi.org/10.1002/ijc.29917.

6   Atsushi Goto et al., "Hemoglobin A1c Levels and the Risk of Cardiovascular Disease in People Without Known Diabetes: A Population-Based Cohort Study in Japan," *Medicine* 94, no. 7 (2015): e785, https://doi.org/10.1097/MD.0000000000000785.

7   R. Brookmeyer et al., "Forecasting the Prevalence of Preclinical and Clinical Alzheimer's Disease in the United States," *Alzheimer's & Dementia* 14, no. 2 (2018): 121 – 129, https://doi.org/10.1016/j.jalz.2017.10.009.

8   K. Gudala et al., "Diabetes Mellitus and Risk of Dementia: A Meta-Analysis of Prospective Observational Studies," *Journal of Diabetes Investigation* 4, no. 6 (2013): 640 – 650, https://doi.org/10.1111/jdi.12087.

9   R. O. Roberts et al., "Relative Intake of Macronutrients Impacts Risk of Mild Cognitive Impairment or Dementia," *Journal of Alzheimer's Disease* 32, no. 2 (2012): 329 – 339, https://doi.org/10.3233/JAD-2012-120862.

10 E. E. Powell et al., "The Natural History of Nonalcoholic Steatohepatitis: A Follow-up Study of Forty-Two Patients for Up to 21 Years," *Hepatology* 11, no. 1 (1990): 74-80, https://doi.org/10.1002/hep.1840110114; G. C. Farrell and C. Z. Larter, "Nonalcoholic Fatty Liver Disease: From Steatosis to Cirrhosis," *Hepatology* 43, no. 2, supplement 1 (2006): S99 – S112, https://doi.org/10.1002/hep.20973.

11 Jorge Rezzonico et al., "Introducing the Thyroid Gland as Another Victim of the Insulin Resistance Syndrome," *Thyroid* 18, no. 4 (2008): 461 – 464, https://doi.org/10.1089/thy.2007.0223.

12 M. Inoue-Choi et al., "Sugar-Sweetened Beverage Intake and the Risk of Type I and Type II Endometrial Cancer Among Postmenopausal Women," *Cancer Epidemiology, Biomarkers & Prevention* 22, no. 12 (2013): 2384 – 2394, https://doi.org/10.1158/1055-9965.EPI-13-0636.

13 J. E. Chavarro et al., "A Prospective Study of Dietary Carbohydrate Quantity and Quality in Relation to Risk of Ovulatory Infertility," *European Journal of Clinical Nutrition* 63, no. 1 (2009): 78 – 86, https://doi.org/10.1038/sj.ejcn.1602904.

14 "Facts About Heart Disease in Women," American Heart Association, accessed May 23, 2019, https://www.goredforwomen.org/fight-heart-disease-women-go-red-women-official-site/about-heart-disease-in-women/facts-about-heart-disease.

15 Q. Yang et al., "Added Sugar Intake and Cardiovascular Diseases Mortality Among US Adults," *JAMA Internal Medicine* 174, no. 4 (2014): 516 – 524, https://doi.org/10.1001/jamainternmed.2013.13563.

4장

1 M. P. Pase et al., "Cocoa Polyphenols Enhance Positive Mood States but Not Cognitive Performance: A Randomized, Placebo-Controlled Trial," *Journal of Psychopharmacology* 27, no. 5 (2013): 451 – 458, https://doi.org/10.1177/0269881112473791.

2 E. T. Rolls and C. McCabe, "Enhanced Affective Brain Representations of Chocolate in Cravers vs. Non-Cravers," *European Journal of Neuroscience* 26 (2007): 1067 – 1076, https://doi.org/10.1111/j.1460-9568.2007.05724.x.

3 Robert H. Lustig, MD, *Fat Chance: Beating the Odds Against Sugar, Processed Food, Obesity, and Disease* (New York: Avery, 2013), 41.

4 Q. Yang, "Gain Weight by 'Going Diet?' Artificial Sweeteners and the Neurobiology of Sugar Cravings: Neuroscience 2010," *Yale Journal of Biology and Medicine* 83, no. 2 (2010): 101 – 108.

5 S. P. Fowler et al., "Fueling the Obesity Epidemic? Artificially Sweetened Beverage Use and Long-Term Weight Gain," *Obesity* 16 (2008): 1894 – 1900, https://doi.org/10.1038/oby.2008.284.

6 Yang, "Gain Weight by 'Going Diet?'"

7 Susan S. Schiffman and Kristina I. Rother, "Sucralose, A Synthetic Organochlorine Sweetener: Overview of Biological Issues," *Journal of Toxicology and Environmental Health, Part B* 16, no. 7 (2013): 399 – 451, https://doi.org/10.1080/10937404.2013.842523.

8 M. B. Abou-Donia et al., "Splenda Alters Gut Microflora and Increases Intestinal p-glycoprotein and Cytochrome p-450 in Male Rats," *Journal of Toxicology and Environmental Health, Part A* 71, no. 21 (2008): 1415 – 1429, https://doi.org/10.1080/15287390802328630.

9 D. Dhurandhar, V. Bharihoke, and S. Kalra, "A Histological Assessment of Effects of Sucralose on Liver of Albino Rats," *Morphologie* 102, no. 338 (2018): 197–204, https://doi.org/10.1016/j.morpho.2018.07.003.

10 M. Y. Pepino et al., "Sucralose Affects Glycemic and Hormonal Responses to an Oral Glucose Load," *Diabetes Care* 36, no. 9 (2013): 2530–2535, https://doi.org/10.2337/dc12-2221.

11 Nora Gedgaudas, *Primal Body, Primal Mind: Beyond the Paleo Diet for Total Health and a Longer Life* (Vermont: Healing Arts Press, 2011), 139.

12 D. Harpaz et al., "Measuring Artificial Sweeteners Toxicity Using a Bioluminescent Bacterial Panel," *Molecules* 23, no. 10 (2018): 2454, https://doi.org/10.3390/molecules23102454.

6장

1 W. Li et al., "Elevation of Brain Magnesium Prevents Synaptic Loss and Reverses Cognitive Deficits in Alzheimer's Disease Mouse Model," *Molecular Brain* 7 (2014): 65, https://doi.org/10.1186/s13041-014-0065-y.

2 Inna Slutsky et al., "Enhancement of Learning and Memory by Elevating Brain Magnesium," *Neuron* 65, no. 2 (2010): 165–177, https://doi.org/10.1016/j.neuron.2009.12.026.

3 D. Feskanich et al., "Milk, Dietary Calcium, and Bone Fractures in Women: A 12-Year Prospective Study," *American Journal of Public Health* 87, no. 6 (1997): 992–997, https://doi.org/10.2105/ajph.87.6.992.

4 "Sodium/Potassium Ratio Important for Health," Harvard Health Letter, September 2011, https://www.health.harvard.edu/heart-health/sodiumpotassium-ratio-important-for-health.

5 Inna Slutsky et al., "Enhancement of Synaptic Plasticity through Chronically Reduced Ca2+ Flux during Uncorrelated Activity," *Neuron* 44, no. 5 (2004): 835–849, https://doi.org/10.1016/j.neuron.2004.11.013.

6 Felice N. Jacka et al., "Association Between Magnesium Intake and Depression and Anxiety in Community-Dwelling Adults: The Hordaland Health Study," *Australian and New Zealand Journal of Psychiatry* 43, no. 1 (2009): 45–52, https://doi.org/10.1080/00048670802534408.

7장

1 "Iowa State University Researcher Finds Further Evidence That Fats and Oils

Help to Unlock Full Nutritional Benefits of Veggies," Iowa State University News Service, October 9, 2017, https://www.news.iastate.edu/news/2017/10/09/saladvegetablesandoil.

2 "Fructose Alters Hundreds of Brain Genes, Which Can Lead to a Wide Range of Diseases," EurekAlert!, April, 22, 2016, https://www.eurekalert.org/pub_releases/2016-04/uoc—fah 042116.php.

3 R. Agrawal and F. Gomez-Pinilla, "'Metabolic Syndrome' in the Brain: Deficiency in Omega-3 Fatty Acid Exacerbates Dysfunctions in Insulin Receptor Signalling and Cognition," *Journal of Physiology* 590, no. 10 (2012): 2485, https://doi.org/10.1113/jphysiol.2012.230078.

8장

1 Pablo Hernández-Alonso et al., "High Dietary Protein Intake Is Associated with an Increased Body Weight and Total Death Risk," *Clinical Nutrition* 35, no. 2 (2016): 496-506, https://doi.org/10.1016/j.clnu.2015.03.016.

2 D. S. Goldfarb and R. L. Coe, "Prevention of Recurrent Nephrolithiasis," *American Family Physician* 60, no. 8 (1999): 2269-2276.

3 Uriel S. Barzel and Linda K. Massey, "Excess Dietary Protein Can Adversely Affect Bone," *Journal of Nutrition* 128, no. 6 (1998): 1051-1053, https://doi.org/10.1093/jn/128.6.1051; Chander Rekha Anand and Hellen M. Linkswiler, "Effect of Protein Intake on Calcium Balance of Young Men Given 500 mg Calcium Daily," *Journal of Nutrition* 104, no. 6 (1974): 695-700, https://doi.org/10.1093/jn/104.6.695.

4 Jacy Reese, "US Factory Farming Estimates," Sentience Institute, updated April 11, 2019, https://www.sentienceinstitute.org/us-factory-farming-estimates.

5 D. W. Lamming et al., "Restriction of Dietary Protein Decreases mTORC1 in Tumors and Somatic Tissues of a Tumor-Bearing Mouse Xenograft Model," *Oncotarget* 6, no. 31 (2015): 31233-31240, https://doi.org/10.18632/oncotarget.5180.

6 Ronni Chernoff, "Protein and Older Adults," *Journal of the American College of Nutrition* 23, no. 6, supplement (2004): 627S-630S, https://doi.org/10.1080/07315724.2004.10719434.

7 N. S. Rizzo et al., "Nutrient Profiles of Vegetarian and Nonvegetarian Dietary Patterns," *Journal of the Academy of Nutrition and Dietetics* 113, no. 12 (2013): 1610-1619, https://doi.org/10.1016/j.jand.2013.06.349.

8 M. Tharrey et al., "Patterns of Plant and Animal Protein Intake Are Strongly Associated with Cardiovascular Mortality: The Adventist Health Study-2 Cohort,"

International Journal of Epidemiology 47, no. 5 (2018): 1603–1612, https://doi.org/10.1093/ije/dyy030.

9 Teresia Goldberg et al., "Advanced Glycoxidation End Products in Commonly Consumed Foods," *Journal of the Academy of Nutrition and Dietetics* 104, no. 8 (2004): 1287–1291, https://doi.org/10.1016/j.jada.2004.05.214.

10 Alison Goldin et al., "Advanced Glycation End Products," *Circulation* 114, no. 6 (2006): 597–605, https://doi.org/10.1161/CIRCULATIONAHA.106.621854.

11 Teresa Norat and Elio Riboli, "Meat Consumption and Colorectal Cancer: A Review of Epidemiologic Evidence," *Nutrition Reviews* 59, no. 2 (2001): 37–47, https://doi.org/10.1111/j.1753-4887.2001.tb06974.x; Walter C. Willett et al., "Relation of Meat, Fat, and Fiber Intake to the Risk of Colon Cancer in a Prospective Study among Women," *New England Journal of Medicine* 323 (1990): 1664–1672, https://doi.org/10.1056/NEJM199012133232404.

12 G. J. Brewer, "Iron and Copper Toxicity in Diseases of Aging, Particularly Atherosclerosis and Alzheimer's Disease," *Experimental Biology and Medicine* 232, no. 2 (2007): 323–335.

13 Jane G. Goldberg. "Almonds: Raw or Rocket Fuel?" December 2, 2015. http://drjanegoldberg.com/almonds-raw-or-rocket-fuel.

9장

1 Farzaneh Saberi et al., "Effect of Ginger on Relieving Nausea \and Vomiting in Pregnancy: A Randomized, Placebo-Controlled Trial," *Nursing and Midwifery Studies* 3, no. 1 (2014): e11841, https://doi.org/10.17795/nmsjournal11841.

2 J. L. Ryan et al., "Ginger (Zingiber officinale) Reduces Acute Chemotherapy-Induced Nausea: A URCC CCOP Study of 576 patients," *Support Care Cancer* 20, no. 7 (2012): 1479–1489, https://doi.org/10.1007/s00520-011-1236-3.

3 R. W. Allen et al., "Cinnamon Use in Type 2 Diabetes: An Updated Systematic Review and Meta-analysis," *Annals of Family Medicine* 11, no. 5 (2013): 452–459, https://doi.org/10.1370/afm.1517.

4 A. Pengelly et al., "Short-Term Study on the Effects of Rosemary on Cognitive Function in an Elderly Population," *Journal of Medicinal Food* 15, no. 1 (2012): 10–17, https://doi.org/10.1089/jmf.2011.0005.

5 Kosmetische MEDIZIN et al., "Fenugreek + Micronutrients: Efficacy of a Food Supplement Against Hair Loss," *Kosmetische Medizin* 27, no. 4 (2006).

10장

1 Adrienne R. Barnosky et al., "Intermittent Fasting vs Daily Calorie Restriction for Type 2 Diabetes Prevention: A Review of Human Findings," *Translational Research* 164, no. 4 (2014): 302 – 311, https://doi.org/10.1016/j.trsl.2014.05.013.

2 S. Klein et al., "Effect of Short- and Long-Term Beta-Adrenergic Blockade on Lipolysis During Fasting in Humans," *American Journal of Physiology* 257, no. 1, part 1 (1989): E65 – 73.

3 J. J. DiNicolantonio and M. McCarty, "Autophagy-Induced Degradation of Notch1, Achieved Through Intermittent Fasting, May Promote Beta Cell Neogenesis: Implications for Reversal of Type 2 Diabetes," *Open Heart* 6 (2019): e001028, https://doi.org/10.1136/openhrt-2019-001028.

4 A. T. Hutchison et al., "Time-Restricted Feeding Improves Glucose Tolerance in Men at Risk for Type 2 Diabetes: A Randomized Crossover Trial," *Obesity* 27 (2019): 724 – 732, https:// doi.org/10.1002/oby.22449.

5 Dan Pompa, *Beyond Fasting* (Revelation Health, LLC, 2017), 68.

6 Sarah J. Mitchell et al., "Daily Fasting Improves Health and Survival in Male Mice Independent of Diet Composition and Calories," *Cell Metabolism* 29, no. 1 (2019): 221 – 228.e3, https://doi.org/10.1016/j.cmet.2018.08.011.

7 T. Shimazu et al., "Suppression of Oxidative Stress by β-hydroxybutyrate, an Endogenous Histone Deacetylase Inhibitor," *Science* 339, no. 6116 (2013): 211 – 214, https://doi.org/10.1126/science.1227166.

8 M. Kogevinas et al., "Effect of Mistimed Eating Patterns on Breast and Prostate Cancer Risk (MCC-Spain Study)," *International Journal of Cancer*, 143 (2018): 2380 – 2389, https:// doi:10.1002/ijc.31649.

9 University of Washington Study, reported in *Integrated and Alternative Medicine Clinical Highlights* 4, no. 1 (2002): 16.

11장

1 Donald Davis, Melvin Epp, and Hugh Riordan, "Changes in USDA Food Composition Data for 43 Garden Crops, 1950 to 1999," *Journal of the American College of Nutrition* 23, no. 6 (2004): 669 – 682, https://doi.org/10.1080/07315724 .2004.10719409.

2 S. L. McDonnell et al., "Serum 25-Hydroxyvitamin D Concentrations ≥40 ng/ml Are Associated with >65% Lower Cancer Risk: Pooled Analysis of Randomized Trial and Prospective Cohort Study," [published correction: *PLoS One* 13, no. 7

(2018): e0201078] *PLoS One* 11, no. 4 (2016): e0152441, https://doi.org/10.1371/
journal.pone.0152441.

12장

1   Stoyan Dimitrov, Elaine Hulteng, and Suzi Hong, "Inflammation and Exercise:
    Inhibition of Monocytic Intracellular TNF Production by Acute Exercise via β
    2-Adrenergic Activation," *Brain, Behavior, and Immunity* 61 (2017): 60 – 68,
    https://doi.org/10.1016/j.bbi.2016.12.017.

2   Christian Werner et al., "Physical Exercise Prevents Cellular Senescence in
    Circulating Leukocytes and in the Vessel Wall," *Circulation* 120, no. 24 (2009):
    2438 – 2447, https://doi.org/10.1161/CIRCULATIONAHA.109.861005.

3   A. Bhattacharya et al., "Body Acceleration Distribution and O2 Uptake in Humans
    During Running and Jumping," *Journal of Applied Physiology* 49, no. 5 (1980):
    881 – 887, https://doi.org/10.1152/jappl.1980.49.5.881.

4   F. F. Reichert et al., "The Role of Perceived Personal Barriers to Engagement
    in Leisure-Time Physical Activity," *American Journal of Public Health* 97, no.
    3 (2007): 515 – 519, https://doi.org/10.2105/AJPH.2005.070144.https://doi.
    org/10.2105/AJPH.2005.070144.

5   Paul H. Falcone et al., "Caloric Expenditure of Aerobic, Resistance, or Combined
    High-Intensity Interval Training Using a Hydraulic Resistance System in Healthy
    Men," *The Journal of Strength & Conditioning Research* 29, no. 3 (2015): 779 – 785,
    https://doi.org/10.1519/JSC.0000000000000661.

6   Hailee L. Wingfield et al., "The Acute Effect of Exercise Modality and Nutrition
    Manipulations on Post-Exercise Resting Energy Expenditure and Respiratory
    Exchange Ratio in Women: A Randomized Trial," *Sports Medicine – Open* 1 (2015):
    11, https://doi.org/10.1186/s40798-015-0010-3.

7   T. J., Hazell et al., "Two Minutes of Sprint-Interval Exercise Elicits 24-hr Oxygen
    Consumption Similar to That of 30 Min of Continuous Endurance Exercise,"
    International Journal of Sport Nutrition and Exercise Metabolism 22, no. 4 (2012):
    276 – 283, https://doi.org/10.1123/ijsnem.22.4.276.

8   M. Wewege et al., "The Effects of High-Intensity Interval Training vs. Moderate-
    Intensity Continuous Training on Body Composition in Overweight and Obese
    Adults: A Systematic Review and Meta-analysis," *Obesity Reviews* 18, no. 6 (2017):
    635 – 646, https://doi.org/10.1111/obr.12532.

9   M. Heydari, J. Freund, and S. H. Boutcher, "The Effect of High-Intensity

Intermittent Exercise on Body Composition of Overweight Young Males," *Journal of Obesity* 2012 (2012): 480467, https://doi.org/10.1155/2012/480467.

10 Romeo B. Batacan Jr. et al., "Effects of High-Intensity Interval Training on Cardiometabolic Health: A Systematic Review and Meta-analysis of Intervention Studies," *British Journal of Sports Medicine* 51, no. 6 (2017): 494 – 503, https://doi.org/10.1136/bjsports-2015-095841.

11 N. Shaban, K. A. Kenno, and K. J. Milne, "The Effects of a 2 Week Modified High Intensity Interval Training Program on the Homeostatic Model of Insulin Resistance (HOMA-IR) in Adults with Type 2 Diabetes," *Journal of Sports Medicine and Physical Fitness* 54, no. 2 (2014): 203 – 209.

12 C. Jelleyman et al., "The Effects of High Intensity Interval Training on Glucose Regulation and Insulin Resistance: A Meta-analysis," *Obesity Reviews* 16, no. 11 (2015): 942 – 961, https://doi.org/10.1111/obr.12317; Chueh-Lung Hwang et al., "Novel All-Extremity High-Intensity Interval Training Improves Aerobic Fitness, Cardiac Function and Insulin Resistance in Healthy Older Adults," *Experimental Gerontology* 82 (2016): 112 – 119, https://doi.org/10.1016/j.exger.2016.06.009.

13 Matthew M. Robinson et al., "Enhanced Protein Translation Underlies Improved Metabolic and Physical Adaptations to Different Exercise Training Modes in Young and Old," *Cell Metabolism* 25, no. 3 (2017): 581 – 592, https://doi.org/10.1016/j.cmet.2017.02.009.

14 David W. Hill, "Morning – Evening Differences in Response to Exhaustive Severe-Intensity Exercise," *Applied Physiology, Nutrition, and Metabolism* 39 (2014): 248 – 254, https://doi.org/10.1139/apnm-2013-0140.

15 Jeff S. Volek et al., "Metabolic Characteristics of Keto-Adapted Ultra-endurance Runners," *Metabolism – Clinical and Experimental* 65, no. 3 (2015): 100 – 110. https://doi.org/10.1016/j.metabol.2015.10.028.

16 Nina Mohorko et al., "Weight Loss, Improved Physical Performance, Cognitive Function, Eating Behavior, and Metabolic Profile in a 12-Week Ketogenic Diet in Obese Adults," *Nutrition Research* 62 (2019): 64 – 77, https://doi.org/10.1016/j.nutres.2018.11.007.

17 Paul Lee et al., "Irisin and FGF21 Are Cold-Induced Endocrine Activators of Brown Fat Function in Humans" *Cell Metabolism* 19, no. 2 (2014): 302 – 309, https://doi.org/10.1016/j.cmet.2013.12.017.

18 Emma E. A. Cohen et al., "Rowers' High: Behavioural Synchrony Is Correlated with Elevated Pain Thresholds," *Biology Letters* 6, no. 1 (2009), https://doi.org/10.1098/

rsbl.2009.0670.

13장

1   Josiane L. Broussard et al., "Impaired Insulin Signaling in Human Adipocytes After Experimental Sleep Restriction: A Randomized, Crossover Study," *Annals of Internal Medicine* 157, no. 8 (2012): 549 – 557, https://doi.org/10.7326/0003-4819-157-8-201210160-00005.

2   Karine Spiegel et al., "Brief Communication: Sleep Curtailment in Healthy Young Men Is Associated with Decreased Leptin Levels, Elevated Ghrelin Levels, and Increased Hunger and Appetite," *Annals of Internal Medicine* 141, no. 11 (2004): 846 – 850, https://doi.org/10.7326/0003-4819-141-11-200412070-00008.

3   Heather M. Ochs-Balcom et al., "Short Sleep Is Associated with Low Bone Mineral Density and Osteoporosis in the Women's Health Initiative," *Journal of Bone Mineral Research* 35, no. 2 (2019), https://doi.org/10.1002/jbmr.3879.